L'ŒUVRE MÉDICO-CHIRURGICALE
Dʳ CRITZMAN, Directeur

Suite

DE

Monographies Cliniques

SUR

les Questions Nouvelles

en Médecine
en Chirurgie, en Biologie

N° 2

(publié le 1ᵉʳ juin 1897)

LE TRAITEMENT
DU MAL DE POTT

PAR

Le Dʳ A. Chipault (de Paris)

Chaque monographie séparément 1 fr. 25

PRIX DE L'ABONNEMENT A 10 MONOGRAPHIES : 10 FRANCS — ÉTRANGER 12 FRANCS

PARIS

MASSON ET Cⁱᵉ. ÉDITEURS

LIBRAIRES DE L'ACADÉMIE DE MÉDECINE

120, BOULEVARD SAINT-GERMAIN

1897

CONDITIONS DE LA PUBLICATION

La science médicale réalise journellement des progrès incessants; les questions et découvertes vieillissent pour ainsi dire au moment même de leur éclosion. Les traités de médecine et de chirurgie, quelle qu'en soit l'étendue, quelque rapides que soient leurs différentes éditions, auront toujours grand'peine à se tenir au courant.

C'est pour obvier à ce grand inconvénient, auquel les journaux, malgré la diversité de leurs matières, ne sauraient remédier, que nous fondons, avec le concours des savants et des praticiens les plus distingués, un recueil de monographies dont le titre général, l'*OEuvre médico-chirurgicale*, nous paraît bien indiquer le but et la portée.

La *Médecine* proprement dite, la *Thérapeutique*, la *Chirurgie* et *toutes les spécialités médicales* seront représentées dans notre collection. Les Sciences naturelles n'y seront pas non plus négligées. La *Zoologie* avec les questions de l'hérédité, la *Microbiologie* avec la sérothérapie et les problèmes de l'immunité, la *Chimie biologique* et les toxines trouveront une large place dans cette publication.

Les **Monographies** *n'auront pas de périodicité régulière.*

Nous publierons, aussi souvent qu'il sera nécessaire, des fascicules de 30 à 40 pages, dont chacun résumera une question à l'ordre du jour, et cela de telle sorte qu'aucune ne puisse être omise au moment opportun.

Les Éditeurs acceptent des souscriptions payables par avance, pour une série de 10 monographies, au prix de 10 francs pour Paris et les départements, et 12 francs pour l'étranger.

Chaque Monographie est vendue séparément 1 fr. 25.

Monographies publiées

N⁰ **1.** De l'Appendicite, par le Dr Félix Legueu, chirurgien des hôpitaux de Paris.

N⁰ **2.** Le Traitement du mal de Pott, par le Dr A. Chipault, de Paris.

Adresser toutes les communications relatives à la rédaction à **M. le Dr Critzman**, *avenue Kléber n⁰ 45.*

35133. — Imprimerie Lahure, rue de Fleurus, 9, à Paris.

LE TRAITEMENT

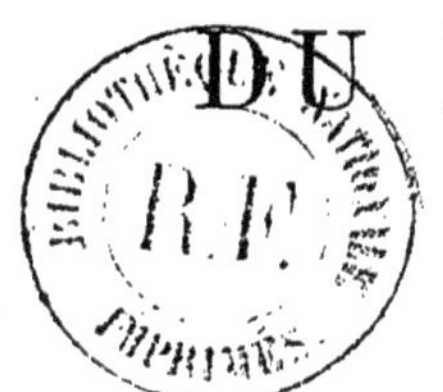

DU MAL DE POTT

PAR

A. CHIPAULT (DE PARIS)

Peu d'affections ont suscité des tentatives thérapeutiques aussi variées que le mal de Pott, tentatives plus ou moins rationnelles et que nous ne saurions passer toutes en revue dans l'étude qui va suivre.

Notre but est tout autre.: il est d'exposer quelle doit être aujourd'hui la conduite du chirurgien prudent, mais renseigné, en présence de cette affection et des complications qui viennent si souvent entraver son traitement régulier.

Nous diviserons notre étude en deux parties : traitement des cas où la lésion vertébrale constitue à elle seule toute la symptomatologie ; traitement des cas où cette lésion vertébrale s'accompagne de complications, paraplégie ou abcès froid.

I

TRAITEMENT DES CAS OU LA LÉSION VERTÉBRALE CONSTITUE A ELLE SEULE TOUTE LA SYMPTOMATOLOGIE

Les cas de mal de Pott où la lésion osseuse, par ses manifestations purement locales, constitue à elle seule toute la symptomatologie de l'affection, sont de beaucoup les plus fréquents.

Nous considérerons successivement ceux où il n'y a point de gibbosité, et ceux où cette gibbosité existe.

A. — IL N'EXISTE PAS DE GIBBOSITÉ

Les cas de mal de Pott où n'existe pas de gibbosité, tout à fait rares en pratique hospitalière, sont moins exceptionnels dans la clientèle où la sollicitude de l'entourage du malade est ordinairement plus grande.

Il en existe deux sortes très différentes.

*

a). L'une, c'est le **mal de Pott sans gibbosité de l'adulte** : mal de Pott qui peut rester tel pendant tout le cours de son évolution, certainement parce que la tuberculose s'y attaquant à des vertèbres adultes et volumineuses, n'arrive pas à produire une solution de continuité totale de la colonne de sustentation rachidienne : la lésion ne se révèle que par une certaine rigidité locale, de la douleur à la pression des apophyses épineuses et des apophyses transverses, enfin de la douleur au palper abdominal profond lorsque les vertèbres lombaires sont, ce qui est la règle, le siège du mal. Est-ce une raison pour contrevenir, lorsqu'on se trouve en sa présence, au principe qui domine toute la thérapeutique des tuberculoses osseuses non susceptibles d'exérèse, au principe de l'immobilisation : je ne le crois pas; mais il est évident qu'ici ce principe n'a point besoin d'utiliser les procédés de contention compliqués sur lesquels nous insisterons tout à l'heure : le décubitus dorsal, sur un matelas dur, est d'ordinaire suffisant.

*

b). Le **mal de Pott sans gibbosité de l'enfant** est tout différent : il n'est, constamment ou à peu près, que la première étape d'une affection qui, si elle n'est bien traitée, se compliquera, dans un avenir plus ou moins rapproché, d'une gibbosité.

On peut prévenir celle-ci, à coup sûr, à l'aide d'un traitement immobilisateur bien compris, j'entends bien compris non seulement du chirurgien, mais encore des parents du malade.

Ce traitement doit consister dans la ligature au fil d'argent des apophyses épineuses correspondant à la région lésée, ligature suivie de l'immobilisation orthopédique du malade.

Décrivons successivement ces deux temps.

1er temps : Ligature des apophyses épineuses. — L'enfant, endormi au chloroforme, étant placé sur le ventre aux trois quarts de pronation, le dos tourné vers le chirurgien, une incision longitudinale est faite sur la ligne apophysaire, dépassant de deux ou trois vertèbres au moins, en haut et en bas, les limites probables de la lésion des corps vertébraux; sans toucher aux ligaments interépineux, la crête apophysaire est dénudée à droite et à gauche, puis deux écarteurs longs et peu profonds, recourbés à leur extrémité, sont placés l'un à droite, l'autre à gauche. La face postérieure du rachis étant ainsi mise à nu, un fil d'argent, de grosseur variable suivant les cas, est passé à travers le ligament interépineux sous-jacent à l'apophyse la plus haute que l'on veuille fixer, au ras du bord supérieur de cette apophyse, et le plus près possible de sa base, puis coupé de manière que dépasse, de chaque côté de la perforation, une longueur de fil double de la longueur de la plaie : c'est avec ces deux longueurs qu'il va falloir faire les ligatures apophysaires; il suffit, pour y réussir, de passer chacun des fils, en les croisant, dans l'espace interapophysaire sous-jacent à celui qui a été traversé, puis dans chacun des suivants, jusqu'à ce qu'on soit arrivé au-dessous de la dernière apophyse découverte, sous laquelle on tord solidement les deux fils en enroulant leurs extrémités; il est essentiel, au cours de ces manœuvres, de passer les fils, dans chaque espace, au bord du ras inférieur de l'apophyse sous-jacente, de façon à pouvoir, à mesure qu'on avance, tendre et maintenir sur ce point d'appui solide la partie supérieure du rachis, et de ne point passer à une boucle nouvelle avant que la solidité et la valeur orthopédique de la boucle précédente ne soient bien assurées. Ceci fait, les parties molles sont suturées au catgut sans drain, la plaie recouverte d'un pansement ouaté, et le malade entouré d'un bandage de corps.

2⁰ temps : Fixation sur l'appareil orthopédique. — Le malade pansé, reste à le placer sur l'appareil orthopédique où il va être fixé.

Celui que j'emploie me paraît, par la modicité de son prix de revient, sa propreté, et la perfection avec laquelle il remplit le but immobilisateur que l'on se propose, satisfaire mieux que tout autre aux conditions d'un bon appareil pratique.

Il se compose d'une planche de chêne ou de noyer d'une épaisseur de deux à trois centimètres, perforée d'un large orifice en entonnoir pour permettre la défécation et de trous disposés symétriquement de chaque côté de la ligne médiane, pour permettre de fixer le malade à l'aide de sangles placées sous les aisselles, au-dessus de la crête iliaque, au-dessus et au-dessous des genoux, au-dessus du cou-de-pied. Lorsque, pour des raisons dont les principales sont, du côté des parents, l'indifférence ou l'excès de sollicitude, du côté de l'enfant, la turbulence, une fixation plus rigoureuse est nécessaire, j'annexe à ma planche deux latéro-fixateurs, un à droite, l'autre à gauche, mobiles longitudinalement sur des rails et composés d'un montant et d'une vis transversale terminée par une plaque métallique molletonnée que l'on peut éloigner ou rapprocher du corps, et fixer dans toute position à l'aide d'une clef : la première idée de ce mécanisme m'a été donnée, il y a quelque trois ans, par une brave femme de Clamart qui, à une planche perforée sur laquelle j'avais fixé sa fille, avait fait annexer par un serrurier un appareil latéral analogue à celui que je viens de décrire; ainsi consolidée, l'enfant ne pouvait pas bouger, et j'étais toujours surpris de voir la mère, petite et alerte, un peu vociférante aussi, amener des environs de Paris à l'hôpital, sous son bras, comme un paquet, sa grande fillette de huit ans qui se faisait ainsi porter, d'un air satisfait et ironique qui n'était pas le détail le moins amusant de ce petit spectacle.

Quoi qu'il en soit, simple ou complétée de latéro-fixateurs, la planche à mal de Pott que je viens de décrire est des plus faciles et des moins coûteuses à préparer.

L'enfant qui vient d'être ligaturé y est déposé, le pansement fermé, les sanglés nouées, les latéro-fixateurs que l'on avait au besoin sous la main adaptés et mis au contact du tronc : le petit opéré n'a plus qu'à se réveiller.

Bien entendu, *l'immobilisation qui vient d'être assurée par les ligatures et par la planche orthopédique sera rigoureusement conservée pendant de longs mois* : un an me paraît un minimum, même pour les cas dont l'évolution est la plus satisfaisante ; j'ajoute que les sutures de la peau ayant été faites au catgut, il n'y a, point à s'occuper de la plaie, quise cicatrise toute seule et sans incidents sous le pansement ouaté.

Enfin lorsqu'on permettra au malade de se lever il sera utile, sinon indispensable, de lui appliquer un corset solide et léger, construit suivant les principes que nous exposerons plus loin.

Par cette succession prudente et attentivement suivie des moyens immobilisateurs, tout mal de Pott de l'enfance traité avant l'apparition de la gibbosité doit guérir sans que cette gibbosité apparaisse : en dehors de complications tuberculeuses généralisées, toujours possibles dans le cours de l'affection que nous étudions, un résultat autre ne pourrait être dû, aujourd'hui, qu'à une fâcheuse ignorance du chirurgien.

B. — IL EXISTE UNE GIBBOSITÉ

Les cas de mal de Pott où le malade se présente au chirurgien alors qu'il est déjà porteur d'une gibbosité sont de beaucoup plus fréquents que les précédents.

Au point de vue thérapeutique, nous devons en distinguer deux grandes classes : les cas où la gibbosité n'est pas ankylosée, et ceux où cette gibbosité est ankylosée depuis plus ou moins longtemps.

1° MAL DE POTT AVEC GIBBOSITÉ NON ANKYLOSÉE

La première de ces deux grandes classes constitue certainement à elle seule les trois quarts des maux de Pott qui se présentent au chirurgien.

Son traitement a passé par deux étapes successives avant d'en arriver à son état actuel.

Ces étapes, qui seront demain seulement de l'histoire, méritent cependant être étudiées par nous, ne serait-ce que pour montrer quelles y étaient la complexité des appareils employés et, pis encore, la médiocrité des résultats obtenus.

* *

a.) **Étape de la révulsion sans immobilisation.** — Cette étape, la plus ancienne des trois, est certainement celle où la méthode était le plus défectueuse. Elle date de P. Pott lui-même, qui se vantait de guérir toutes les tuberculoses vertébrales, si anciennes soient-elles, à l'aide des cautères. Marjolin, en 1858, était encore de cet avis et pensait que ce moyen dérivatif « était le meilleur des traitements, qu'il intimidait les enfants, qu'il les faisait souffrir, qu'il diminuait leur funeste penchant à la masturbation ». Aujourd'hui, chose difficile à croire, plus d'un médecin est encore de cet avis; il y a des maux de Pott que l'on traite par l'exercice, sous cet extraordinaire prétexte que ledit exercice est indispensable à la conservation de l'état général du sujet : je laisse à penser quelles invraisemblables difformités résultent d'une pareille infraction aux lois les plus élémentaires du traitement des tuberculoses osseuses.

* *

b). **Étape de l'immobilisation.** — Heureusement, la plupart des médecins en sont à la seconde étape du traitement du mal de Pott, à l'étape de l'immobilisation.

C'est là, sans aucun doute, une méthode infiniment supérieure à la précédente.

Son but, très rationnel, est double : immobiliser la partie malade du rachis, et l'immobiliser de manière à « empêcher la compression que le segment supérieur exerce, sous l'influence du poids du corps, sur le segment inférieur » (Lannelongue).

Ce but peut être cherché à l'aide de deux sortes d'appareils : les uns simplement immobilisateurs, les autres, non seulement immobilisateurs, mais encore exerçant une extension et une contre-extension plus ou moins énergiques; théoriquement ces derniers sont bien supérieurs aux premiers; très pratiquement ils s'en distinguent à peine, parce qu'ils sont difficiles à appliquer, encore plus difficiles à maintenir appliqués, et deviennent très vite simplement immobilisateurs.

Nous distinguerons donc plus exactement : les appareils permettant la marche, les appareils nécessitant le séjour au lit du malade.

1° **Appareils permettant la marche.** — Les appareils immobilisateurs, ou mieux *dits* immobilisateurs, permettant la marche, comprennent le corset plâtré et les corsets orthopédiques.

A. Le *corset plâtré* a eu pour type originel et a encore aujourd'hui comme type le meilleur le corset de Sayre.

On nous pardonnera de le décrire avec quelques détails.

« Le *corset de Sayre* doit être appliqué le sujet étant dans la suspension cervicale. Sayre emploie dans ce but un appareil spécial, un arc en fer auquel sont attachés un collier embrassant l'occiput et le menton, et deux bracelets passant sous les aisselles : l'arc est suspendu à une moufle fixée à un trépied en fer de trois mètres de haut. On peut remplacer le trépied par un crochet vissé dans une poutre du plafond ou au besoin dans un dessus de porte, et la moufle par une simple poulie dans la gorge de laquelle passe une corde solide ; l'arc et le collier de Sayre ne sont pas plus indispensables : une bande de cuir fendue longitudinalement en boutonnière remplace parfaitement le collier ; on peut joindre les deux extrémités de cette bande au moyen d'une cordelette de 0 m. 50 à 0 m. 60 de long, qui sera nouée par sa partie moyenne à la corde de suspension, et tenir ces extrémités écartées au moyen d'un bâton taillé en encoche à ses deux bouts. Je supprime habituellement les bracelets axillaires, qui sont gênants. Si la suspension cervicale seule fatigue trop le malade, il vaudra mieux employer le dispositif de Beely, qui fait de l'extension sur les membres supérieurs élevés en même temps que sur la tête, soit en faisant de la traction sur des bandes fixées aux avant-bras comme pour la réduction d'une luxation du coude, soit en donnant à tenir à l'enfant, s'il est assez âgé, des anneaux ou des barres transversales attachés à des cordes. Ces cordes devront être fixées assez en dehors du crochet médian de suspension et leur longueur sera soigneusement réglée. Il sera bon d'exercer pendant quelques jours le malade à supporter la suspension assez longtemps : elle doit être telle que le malade repose sur le sol avec l'extrémité antérieure des pieds. Avant de suspendre le malade, on a revêtu son tronc d'un jersey exactement tendu : on peut se servir de maillots de laine fine qu'on achète tout faits ; à l'hôpital, j'emploie un tissu jersey de coton, qui est tissé en cylindre et coûte six francs le kilo : un kilo peut servir à préparer quinze à vingt corsets inamovibles ou de huit à dix corsets amovibles. Pour les corsets inamovibles, on prend des morceaux de tissu pouvant aller, comme longueur, des aisselles aux cuisses et pouvant, comme largeur, entourer le corps ; on ferme ce morceau en avant et on le coud de façon que partout il soit bien tendu transversalement ; longitudinalement, on assure la tension au moyen de bandes placées en épaulières, et, à la partie inférieure, de bandes allant se fixer aux bas. Il peut être utile de disposer deux cylindres de jersey identiques, l'un par-dessus l'autre : il est ainsi facile d'enlever plus tard celui qui touche à la peau, en l'incisant à mesure sous les bras et en le tirant en haut, afin de lui en substituer un propre qu'on a eu soin de coudre à son bord inférieur. On garnit la gibbosité soigneusement avec de l'ouate ; on matelasse de même les diverses saillies osseuses, surtout les épines iliaques antérieures et supérieures ; une serviette pliée de façon à former un coussin à sa partie supérieure est appliquée sur le creux de l'estomac, l'extrémité pendant en bas : elle laisse, quand on l'enlève, un vide qui sert à l'expansion de l'estomac au moment des repas; enfin, s'il s'agit d'une jeune fille ayant les seins assez développés, on les recouvre avec des postiches en toile métallique qu'on trouve dans toutes les dimensions chez les corsetières. On prend alors les bandes plâtrées, qui ont été préparées à l'avance : ce sont des bandes de grosse tarlatane, apprêtée, à mailles assez fines, longues de 4 à 5 mètres, larges de 6 à 8 centimètres environ; on les roule lâchement en les faisant passer à travers le plâtre, et avec le bord cubital de la main ou la partie convexe d'une cuiller, on fait pénétrer le plâtre entre les mailles et on supprime l'excédent. Il faut en effet que la quantité de plâtre imprégnant la tarlatane soit celle strictement nécessaire : une quantité plus grande donne du poids à l'appareil, une quantité insuffisante lui enlève de la solidité : le plâtre ne doit pas former de couche à la surface du tissu; il doit simplement en emplir les mailles, sans jamais en masquer la structure. Il vaut mieux ne préparer les bandes que quelques instants avant de commencer le corset; si on veut se servir de bandes préparées depuis plusieurs jours, il faut les passer dans une étuve à air sec pour en assurer la dessiccation. Le meilleur plâtre, comme légèreté et rapidité de prise, est celui qu'emploient les dentistes pour leurs moules : il est infiniment supérieur à tous les autres; le plâtre fin à mouler des sculpteurs, employé frais, peut le remplacer, mais il prend plus lentement et donne des appareils plus lourds. On prend en tout cas une des bandes, qu'on trempe dans l'eau : j'emploie de l'eau tiède à 40° environ qui favorise la prise et évite au malade une sensation désagréable de froid; je n'ajoute à l'eau aucune substance destinée à hâter le durcissement : l'alun, le sel rendent le plâtre trop friable; la bande, totalement immergée, ne doit rester dans l'eau que quelques secondes : il se dégage d'abord des bulles d'air; dès que ce dégagement cesse, on retire la bande de l'eau, on l'exprime et on l'applique. J'assure les premiers tours autour de la ceinture, puis, remontant par quelques tours enroulés en spirale, je fais avec soin le bord supérieur avec des tours circulaires se recouvrant exactement : ce bord doit suivre le niveau du bord des creux axillaires; quand il est assez épais, je redescends en imbriquant soigneusement mes tours de bande jusqu'à la ceinture, puis jusqu'au bord inférieur : celui-ci suit une ligne située, en avant, un peu au-dessus des épines iliaques antérieures et supérieures, sur les côtés, à mi-chemin entre la crête iliaque et les grands trochanters, et, en arrière, reposant nettement sur la partie saillante des fesses. La base du corset prend ainsi un solide point d'appui sur le bassin et peut lui transmettre directement le poids des parties supérieures du corps, déchargeant les vertèbres malades. Le bord inférieur étant suffisamment épais, je remonte vers la ceinture. A mesure qu'on applique les bandes, on doit, avec la paume de la main, effacer les plis et appuyer légèrement pour mieux mouler l'appareil sur le corps et en même temps faire sortir l'excédent de plâtre et d'eau. Si le corset doit être très solide, entre les tours de bande circulaire on applique des ressorts de corsage en baleine métallique placés longitudinalement, de place en place; des morceaux de fer-blanc d'un centimètre de large donnent exactement le même résultat. L'épaisseur à donner au corset est difficile à définir : huit à dix épaisseurs de tarlatane au niveau des bords, un peu moins pour le reste du corset, sont suffisantes; avec des bandes bien préparées et bien appliquées, on n'atteint pas ainsi un centimètre d'épaisseur. Pour assurer encore mieux l'immobilisation et empêcher le corset de Sayre de glisser, Wood le complète au moyen d'épaulières plâtrées. L'appareil terminé, on laisse le plâtre prendre, ce qui demande dix minutes pour le plâtre des dentistes, vingt minutes à une demi-heure pour celui des sculpteurs, et plus d'une heure pour le plâtre ordinaire. On débarrasse alors le sujet de son appareil suspenseur et on l'étend près du feu pendant une heure ou deux. Avec une cisaille, on régularise les bords, qu'on recouvre avec l'excédent du jersey, collé au besoin sur le plâtre. » (Denucé.)

Les principales modifications apportées à la technique de Sayre ont porté sur la suspension, l'amovibilité, les matériaux dont est fait le corset.

On peut remplacer la suspension cervicale, pour les sujets âgés, par la suspension avec les mains à une barre horizontale, et pour les enfants par la contention sous les aisselles. Davy remplace la suspension par la reclinaison : le patient étant debout, on lui applique sur la poitrine un morceau de forte toile, plus haut que lui et pouvant entourer le corps; on fait des trous pour les bras; la toile étant suspendue comme un hamac, l'enfant revêtu de son jersey y est couché à plat ventre, les bras passés dans les trous; les bords sont retaillés et le corset plâtré est adapté par-dessus le hamac; le plâtre pris, on découpe toute la toile qui dépasse. W. Pye, sur un matelas disposé en double plan incliné, prépare des compresses de tarlatane plâtrées et trempées dans l'eau : l'enfant revêtu d'un jersey est couché sur ces compresses, qui sont ramenées et croisées en avant. Peterson place le malade sur la bande à reclinaison de Rauchfuss, et applique alors le corset. Barwell l'assied sur un tabouret. Madelung recommande une position qu'il appelle « position de sirène », le tronc étant suspendu par les bras et les jambes relevées en arrière.

Pour rendre le corset amovible, dès que le plâtre est pris, on le fend avec un couteau affilé, sur la ligne médiane, après avoir eu soin de protéger la peau en glissant au-dessous du corset une mince lame de zinc; on enlève alors le corset, on le ferme avec des bandes de toile qui maintiennent sa forme et on le porte dans une étuve sèche, à température très modérée, où on le laisse quatre ou cinq heures; l'appareil ainsi desséché devient assez élastique pour être facilement enlevé et remis; il peut être muni de crochets ou simplement fermé avec des liens à boucle.

Quant aux modifications des matériaux employés pour fabriquer le corset, on a tenté d'utiliser le feutre, le silicate, le carton, au lieu du plâtre, sans avantage aucun, et avec des inconvénients sur lesquels il est inutile d'insister.

A côté du corset plâtré que nous venons de décrire et qui n'est utilisable qu'aux régions dorsale et lombaire, on a décrit d'autres appareils de même composition, de fabrication un peu différente, utilisables à la région cervicale.

Citons :

a). L'*appareil plâtré de Furneau-Jordan*, fait avec une large bande de flanelle qui entoure le front, se croise sur la nuque, revient sur le sternum et décrit ensuite des circulaires sur le thorax.

b). L'*appareil plâtré de Barwell*, fabriqué à l'aide d'une plaque de flanelle plâtrée, dans laquelle on découpe, avant le plâtrage, une double entaille supérieure destinée à délimiter une mentonnière renversable et une large pièce inférieure destinée à recouvrir les épaules.

c). L'*appareil plâtré de Piéchaud*, qui se surajoute au corset de Sayre et consiste en un capuchon plâtré embrassant la tête, la nuque, les épaules et la partie antérieure de l'abdomen.

B. Les *corsets orthopédiques* sont plus variés encore : tous les orthopédistes, tous les fabricants d'appareils se sont complus à en imaginer d'inédits, ou à ajouter de nouvelles pièces à ceux déjà imaginés.

Certains de ces corsets servent simplement de soutien, sans vraiment pouvoir avoir d'autres prétentions : tels sont la cuirasse de Verneuil, le corset en cuir moulé de Mathieu : il en est de même de tous les corsets à béquillons qu'on a publiés, et dont les béquillons élèvent les creux axillaires, gênent et rendent douloureux les mouvements des bras, sans avoir la moindre action sur le rachis.

D'autres corsets cherchent une décompression plus sérieuse du foyer tuberculeux vertébral en agissant sur les segments sus- et sous-jacents à la gibbosité et exerçant ou prétendant exercer à son niveau une sorte d'extension et de contre-extension.

Décrivons d'abord ceux de ces corsets qui sont destinés aux maux de Pott des régions dorsale et lombaire.

Presque tous prennent leurs points d'appui, en bas sur le pelvis, en haut sur les épaules.

« Le plus simple est celui de Taylor : il consiste en deux montants verticaux, parallèles, fixés en bas autour du pelvis, et s'élevant au niveau des apophyses transverses jusqu'aux bords supérieurs des omoplates : ces deux montants doivent suivre exactement les courbures du dos; au niveau de la gibbosité, ils présentent des pelotes rembourrées et articulées, qui, de chaque côté, leur servent de point d'appui; des épaulières fixées au sommet des montants redressent la partie supérieure du tronc. Dans l'appareil de Schildbach, les montants font ressort et tendent à attirer en arrière les épaulières. Enfin l'appareil de Stillmann agit à la fois en pressant en avant les apophyses transverses au niveau de la gibbosité, et en attirant en arrière le segment supérieur : dans ce double but, aux montants de Taylor sont adjoints d'autres montants en forme de ressorts, portant des pelotes et faisant saillie en avant. Le chirurgien peut faire construire cet appareil sous ses yeux : il applique exactement une bandelette de drap de chaque côté de la ligne des apophyses transverses, et sur ces modèles fait forger deux bandes de fer dont il vérifie l'adaptation au dos du malade. Il les fait alors réunir par des pièces transversales constituant un cadre; aux extrémités, tant cervicale que sacrée, de ce cadre, il fait river des ressorts d'acier atteignant le siège de la gibbosité ; il les fait en ce point munir de pelotes, garnit le cadre avec du diachylon, et y fixe des bandes de diachylon, destinées à les maintenir en place. » (Denucé.)

Quelques corsets vont chercher autre part que les précédents l'un des points d'appui qui leur sont nécessaires.

Noble Smith, modifiant le point d'appui inférieur, le prend au niveau du siège sur lequel s'assied le malade. « Des sangles souples, dit-il, sont placées autour de chaque épaule, rivées en arrière et fixées à une plaque entre les épaules ; deux autres plaques métalliques, rembourrées et légères, sont disposées de chaque côté de la gibbosité, qui fait saillie entre elles ; deux bandes métalliques solides descendant de la plaque supérieure se fixent, en passant, aux plaques situées à droite et à gauche de la gibbosité, et se terminent au niveau d'une ceinture pelvienne métallique : cette ceinture doit être très solide en arrière pour supporter, lorsque le malade est assis, le poids de toute la partie sus-jacente du corps. » Cette modification, qui a pour conséquence de substituer au point d'appui pelvien permanent des corsets ordinaires un point d'appui intermittent, me paraît détestable, sans aucune restriction.

Le professeur Lannelongue, peu partisan du reste, hâtons-nous de le dire, de l'emploi des corsets dans le mal de Pott, va chercher leur point d'appui supérieur, lorsqu'il les utilise, au niveau de la base du crâne.

Notons enfin, parmi les appareils orthopédiques destinés aux lésions dorsale supérieure et dorsale inférieure :

a). Le collier en caoutchouc insufflable de Flemming, qui est un appareil sans aucune valeur.

b). Le « jury mast », qui peut être adapté à n'importe quel corset et qui consiste en « une tige métallique recourbée, suivant la nuque et arrivant jusqu'au sommet de la tête ; à l'extrémité supérieure est fixé un collier embrassant la nuque et le menton ; lorsque l'appareil est bien fait, le poids de la tête est transmis au corset, qui décharge la colonne vertébrale. Cet appareil est une heureuse modification du vieil arc de Le Vacher ; la mentonnière est solide, mais gêne les mouvements de la mâchoire. Pye a essayé de remplacer ce mât trop apparent, par un mât très court sur lequel la nuque repose et est fixée. Redard se sert, au lieu d'un arc antéro-postérieur, d'un demi-cercle transversal où se fixe la mentonnière. » (Denucé.)

2° Appareils nécessitant le séjour au lit. — La seconde grande classe d'appareils orthopédiques à l'aide desquels on cherche l'immobilisation des foyers tuberculeux vertébraux est constituée par les appareils nécessitant le décubitus.

Ils sont tous, quels qu'ils soient, indiscutablement supérieurs aux précédents.

On peut les classer, plutôt pour la commodité de la description que pour tout autre motif, en appareils non modelés et en appareils modelés sur la forme du corps.

A. Appareils non modelés sur la forme du corps. — Les appareils non modelés sur la forme du corps nécessitent les uns le décubitus dorsal, les autres le décubitus abdominal du malade.

a). Les *appareils à décubitus dorsal* ont pour type le simple lit à matelas résistant, déjà préconisé au siècle dernier par David. A ce matelas simple, Bush annexe des liens pour les quatre membres, et une pièce mobile sous le bassin, qui est destinée à permettre au malade de faire ses besoins sans déplacement. Rauchfuss a proposé d'y joindre une sangle large, suspendue à un cadre et supportant la région malade qu'elle déchargerait du poids des segments sus- et sous-jacents. Enfin la plupart des médecins, lorsqu'ils immobilisent un mal de Pott sur un matelas, essaient de perfectionner son action par des tractions suivant l'axe : les uns emploient un lit un peu plus bas à la tête et font des tractions sur les membres inférieurs, par exemple à l'aide de bandes diachylonnées ; les autres, au contraire, relèvent la tête et la soutiennent par un collier de Glisson, fixé à la tête du lit pendant que le poids des membres inférieurs tire de l'autre côté : ils suivent en cela l'exemple de Volkmann. Enfin, la grande attelle double, placée latéralement au corps et dépassant d'un côté la tête, de l'autre les pieds, associe la double action des bandes diachylonnées et du collier de Glisson, en essayant de les régulariser.

b). Les *appareils à décubitus abdominal* ont été préconisés en Angleterre par Bampfield, Hamson ; en France, par Pravaz père, Behrend, Redard jadis : peut-être satisfaisants au point de vue théorique, ils sont pratiquement détestables.

B. Appareils modelés sur la forme du corps. — Les appareils modelés sur la forme du corps sont au moins aussi nombreux.

« La *gouttière de Bonnet* est le plus employé de ces appareils et peut être citée comme leur type ; il est facile d'y adapter les dispositifs voulus pour exercer une traction soit sur la tête pour la région cervico-dorsale supérieure, soit sur les membres inférieurs pour la région lombaire. Son principal inconvénient est d'être fort chère et d'être difficile à trouver loin des grands centres.

La caisse de Nebel, le lit de Phelps, le lit de Lorenz remédient à ces inconvénients.

Pour construire la *caisse de Nebel*, on place l'enfant, les jambes un peu écartées, sur une feuille de papier gris ; on dessine exactement le contour du corps et on marque le point où se trouvent l'anus et le creux axillaire. On reporte ce dessin sur une planche que l'on découpe en suivant le tracé, en laissant quelques centimètres de plus au delà de la tête et des deux pieds, et en pratiquant une ouverture ovale au niveau de l'anus, et une, au besoin, au niveau de la gibbosité. Sur les bords, on cloue une planchette verticale s'arrêtant au niveau des aisselles. Le tout est rembourré, et le malade, placé dans cette caisse matelassée, est maintenu par un tablier enserrant le thorax et des tours de bande pour les membres. Une poulie de renvoi au-dessus de la tête permet l'extension.

L'*appareil de Phelps* est très analogue : la planche préparée comme ci-dessus, mais sans montants verticaux, est munie à chaque pied d'une planchette verticale contre laquelle s'applique une deuxième planchette mobile au moyen d'une vis, et des béquillons axillaires rembourrés. Le malade étant couché sur la planche, on le fixe avec des bandes plâtrées qu'on cloue ensuite à la planche en les modelant sur les membres et le thorax. On découpe avec la cisaille des valves en avant des membres inférieurs et du tronc. L'enfant étant relevé, on revoit et matelasse à nouveau l'appareil; on garnit les valves de crochets. Enfin, le sujet revêtu d'une chemise fendue en arrière et de bas de laine, est couché dans cette gouttière; les valves sont remises en place et assujetties par des lacets passant dans les crochets ou par de simples bandes; au besoin, on ajoute les dispositifs nécessaires pour l'extension cervicale et la contre-extension.

Le *lit de Lorenz* peut également servir soit simplement à l'immobilisation, soit à l'immobilisation complétée par l'extension ou la reclinaison.

Pour fabriquer ce lit, le chirurgien se procurera des coussins assez durs et de différentes épaisseurs. Le malade étant couché sur le ventre, on dispose ces coussins : un sous le front, un sous la région claviculaire et un sous les cuisses ; la partie moyenne du rachis s'affaisse vers le plan sous-jacent, se mettant en lordose : la reclinaison ainsi obtenue sera graduée à volonté en variant l'épaisseur des coussins. Les bras sont ramenés en avant et la tête fixée par un aide. On recouvre le dos d'une couche d'ouate allant du sommet de la tête aux cuisses ; la gibbosité est bien matelassée ; l'ouate est recouverte d'une toile. On prend alors des bandes plâtrées que l'on conduit du vertex, puis des épaules et des aisselles en rayonnant, jusqu'au-dessous des plis fessiers; on en dispose plusieurs couches, que l'on renforce ensuite par des bandes transversales : les bords de ces bandes sont coupés régulièrement au niveau des bords; une couche d'étoupe plâtrée complète l'épaisseur du lit. Enfin, avec des bandes de toile, on serre toutes ces couches en les appliquant exactement au corps. On enlève le lit, on régularise ses bords et sa surface, on le sèche au four, puis on l'imperméabilise en l'imprégnant d'une solution alcoolique de gomme laque ; pour éviter les moisissures et les fermentations on attend, pour s'en servir, qu'il soit absolument sec. On garnit la gouttière plâtrée d'une épaisse couche d'ouate recouverte d'une toile imperméable, et d'une nouvelle couche plus mince d'ouate; on étend par-dessus le tout une serviette et on replace la gouttière sur l'enfant remis à plat ventre. On vêt enfin le malade d'un maillot ouvert en arrière, qu'on ferme par-dessus la gouttière. De cette façon, le patient est absolument fixé dans le lit à reclinaison, où on a pu obtenir le degré de reclinaison voulu. Pour la région cervicale, on fera un lit semblable, mais en maintenant l'occiput sur le même plan que le dos, puis dans les couches superficielles, on insérera un jury-mast; l'extension sera obtenue avec un collier de Glisson. Dans tous les cas, il faut surveiller l'appareil les premiers jours : au bout de vingt-quatre heures, on l'enlèvera en couchant l'enfant sur le ventre; on changera les linges, on vérifiera le rembourrage. Si le dos, et surtout la gibbosité présentent des traces de compression locale, on excavera au marteau le point correspondant. Pour la défécation, il est facile de soulever le lit et de glisser un bassin sous le siège. » (Denucé.)

Tel est, dans ses lignes principales, l'arsenal utilisé, actuellement encore, pour le traitement immobilisateur du mal de Pott.

Le premier but de tous ces appareils était de décomprimer les parties malades, pour en permettre la guérison : évidemment les appareils à décubitus horizontal y pouvaient seuls prétendre, et, parmi ces appareils, ceux qui joignaient au décubitus l'extension et la contre-extension y réussissaient seuls, à la condition, rare et presque impossible à remplir, de ne point se détériorer et d'être conservés à l'abri de souillures nécessitant leur remplacement, toujours accompagné de mouvements intempestifs du foyer malade.

Le second but de ces appareils était d'arrêter, à l'étape où il en était arrivé, le développement de la gibbosité. Les corsets orthopédiques n'y réussissaient jamais : sans, bien entendu, prendre les proportions énormes qu'elle acquiert chez les sujets qu'on laisse marcher et vivre sans soutien, la déformation s'accroissait, et nous avons tous été témoins des déplorables surprises qui accompagnaient presque toujours leur ablation. Les appareils à décubitus horizontal réussissaient mieux à arrêter le développement de la gibbosité, surtout lorsqu'on y joignait, par un procédé ou par un autre, une extension et une contre-extension bien appliquées : il a même semblé à quelques orthopédistes que les appareils de ce genre, soigneusement et précocement appliqués, permettaient, au moins dans certains cas, une atténuation de la difformité existante. Les résultats de ce genre, publiés par Sayre, par Nebel, par d'autres encore, dans des mémoires consciencieux accompagnés de nombreux schémas, ont été violemment contestés, et l'on a donné à l'encontre raisonnements et observations : les succès que l'on obtient aujourd'hui, bien supérieurs à ceux énoncés par ces auteurs, nous autorisent à considérer leurs statistiques comme parfaitement vraies et à dire que l'extension continue, bien appliquée, devait permettre, dans certains cas, d'obtenir non seulement la fixation de la gibbosité à la phase où elle était présentée à l'orthopédiste, mais encore, et bien réellement, son atténuation.

Ce sont là des faits qui servent en somme d'intermédiaires entre l'étape thérapeutique que nous venons de décrire, et l'étape qu'il nous reste à étudier : étape toute nouvelle, qui ne doit pas négliger les antécédents susceptibles d'atténuer les transitions, et de la faire plus facilement accepter.

*
* *

c.) **Etape de la réduction.** — La dernière étape de la thérapeutique du mal de Pott avec gibbosité non ankylosée, l'étape qui, demain, sera entrée dans la pratique de tous les chirurgiens, a pour principe essentiel la réduction en un temps, sous chloroforme, de la gibbosité.

Ce principe, je l'ai sans contestation énoncé et mis en pratique le premier : après la lecture faite par le D' Calot, le 22 décembre 1896, devant l'Académie de médecine, et où il se déclarait être le premier à avoir tenté de réduire sous chloroforme une gibbosité pottique, je déposai (19 janvier et 21 avril), sur la même tribune, les documents établissant à ce sujet mon incontestable priorité : je crois devoir y revenir.

Le D' Calot, dans sa communication du *22 décembre 1896*, nous déclare : « La durée du traitement allant de six mois à un an, et mes premières opérations datant seulement d'un peu plus d'un an, je n'ai encore que sept de mes malades qui soient remis sur pied ». Donc, première publication le 22 décembre 1896, première intervention en novembre ou décembre 1895. Or, la première de mes publications où je parle, d'une manière indiscutable, de la réduction des gibbosités pottiques, date du 9 mars 1895 (L'orthopédie vertébrale opératoire, *Médecine moderne*, sixième année; n° 20). J'y dis, en propres termes, après avoir passé en revue les indications de l'orthopédie vertébrale opératoire dans les traumatismes rachidiens : « Il me reste encore à citer, pour avoir passé en revue les diverses interventions où l'on ait tenté l'orthopédie vertébrale opératoire, un fait très à part des précédents et qui m'est personnel. Il s'y agissait d'une tuberculose vertébrale dont voici l'histoire : un garçonnet de sept ans et demi, de bonne santé générale, m'avait été amené par sa mère pour une gibbosité pottique dorsale inférieure. Il fut immobilisé dans une gouttière de Bonnet. Le septième mois, sous l'influence d'un faux pas, la gibbosité s'accentua énormément : au lieu d'être formée, comme jusqu'alors, par une légère saillie apophysaire, elle dessinait une courbe dominée par cinq apophyses, la plus saillante étant celle de la dixième dorsale. Je résolus, *après réduction en bonne position des vertèbres malades*, de ligaturer, à l'aide de 8 en fil d'argent, les apophyses épineuses correspondantes. Ce fut fait sans difficulté particulière, *le 17 septembre 1893 : sous chloroforme, une extension et une contre-extension légères suffirent pour ramener la colonne vertébrale à la rectitude;* les apophyses épineuses furent ensuite ligaturées... Mon opéré a toutes chances maintenant de survivre à sa lésion vertébrale, sans garder même trace de la gibbosité qu'il a eue. » En mai 1896, dans la première année des *Travaux de neurologie chirurgicale*, je publiais un nouvel article sur le même sujet, intitulé : « L'orthopédie rachidienne opératoire : ligatures et sutures des vertèbres; quatre interventions, l'une contre une luxation cervicale ballante; trois autres contre des gibbosités pottiques, rapidement croissantes. » J'y disais, après avoir étudié les ligatures apophysaires pour traumatismes : « Il me reste à citer une série de trois faits tout à fait différents des précédents et qui me sont tous les trois personnels : ce sont des faits de tuberculose vertébrale récente avec gibbosité à début brusque et rapidement croissante, dans lesquels j'ai tenté, *après réduction sous chloroforme de cette gibbosité*, de fixer la colonne vertébrale par des ligatures apophysaires », et j'ajoute plus loin : « Les ligatures apophysaires me semblent mériter toute l'attention des chirurgiens, dans la tuberculose vertébrale. Dans quelle proportion méritent-elles d'y être employées : il va de soi qu'il n'y a point à en parler dans les cas de tuberculose sans gibbosité, ou dans les cas avec gibbosité en voie d'anky-lose, mais il reste encore à la discuter dans toute la série des gibbosités en voie d'évolution. *Je ne l'ai jusqu'à présent utilisée que dans des cas avec gibbosité récente, à début brusque, à croissance rapide, difficiles à immo-biliser par les appareils : les résultats obtenus m'encouragent à la tenter à l'avenir plus largement, d'autant plus largement qu'il s'agit là d'une intervention sans la moindre gravité opératoire* et qui n'est en rien com-parable, à ce point de vue, aux autres interventions sanglantes entreprises jusqu'à présent dans cette affection. Les ligatures apophysaires sont du reste beaucoup plus modestes qu'elles et n'ont d'autre ambition que d'être l'auxiliaire de l'orthopédie par les appareils : mais c'est peut-être cet auxi-liaire qui permettra dans bien des cas de guérir, et, ce qui est l'idéal en pareille matière, de guérir sans gibbosité un mal de Pott pris à temps. » Je tiens à ajouter que, dans l'article d'où je les extrais, les deux phrases ci-dessus étaient imprimées la première en petites capitales, la seconde en italiques, preuve que je les considérais expressément comme résumant tout mon travail et y ayant une importance essentielle. Le 22 juillet 1896, nouvelle étude, publiée dans la *Médecine moderne*, et intitulée « Un traitement nou-veau du mal de Pott ». Je me cite encore. « J'ai au dernier Congrès de chirurgie (*octobre 1895*) insisté sur l'intérêt de ma manière d'agir auprès de plusieurs de nos confrères et en particulier auprès de mon ami Calot, de Berck, qui voulut bien me promettre d'expérimenter largement la tech-nique nouvelle : Au point de vue opératoire, cette technique est la sui-vante... *Le malade, endormi au chloroforme, étant placé sur le ventre, et la face postérieure du rachis mise à nu sur l'étendue nécessaire, deux aides, l'un par traction axillaire, l'autre par traction sur les membres infé-rieurs, essaient de réduire la gibbosité...* Ceci fait, les ligatures apophysaires sont placées, en ayant soin de passer les fils dans chaque espace au ras du bord inférieur de l'apophyse sus-jacente, de façon à pouvoir, à mesure qu'on avance, tendre et maintenir en extension sur ce point d'appui solide la partie supérieure du rachis, et de ne point passer à une boucle nouvelle avant que la solidité et la valeur orthopédique de la boucle précédente soient bien assurées... On voit combien alors est devenue facile la tâche de l'appareil orthopédique, qui, au lieu d'avoir à lutter contre un rachis dont la déformation tend sans cesse à se reproduire et à s'accroître, n'a qu'à main-tenir en bonne position un rachis redressé et déjà consolidé : il a de bien plus grandes chances d'y réussir. » Et dans les cinq interventions de ce genre que je cite à l'appui de mon dire, je déclare, dans la première : « La gibbosité était énorme, dessinant une courbe dominée par cinq apophyses... *Sous chloroforme, une extension et une contre-extension légères suffirent pour ramener la colonne vertébrale à la rectitude...* En janvier, puis en septembre 1895, j'ai constaté cette parfaite rectitude... Depuis, le malade marche, sans la moindre aide, avec un simple corset de toile; il se sent bien solide, fléchit et étend sa colonne vertébrale comme s'il ne l'avait point ligaturée : j'ai eu l'occasion de faire constater plusieurs fois à mes maîtres et à mes collègues ce résultat véritablement parfait, et qui, je puis l'espérer aujourd'hui, restera définitivement tel. » Dans la seconde : « Fillette d'une douzaine d'années portant une gibbosité dorsale supérieure, angulaire, peu développée mais très douloureuse ; *la réduction sous chloroforme de cette gibbosité fut très facile.* » Dans la cinquième : « *La gibbosité était considérable : sous chloroforme, elle ne fut réduite que partiellement :* il restait une saillie moindre qu'avant, mais appréciable, et c'est dans cette position relativement défectueuse que le rachis dut être ligaturé. » Enfin, devant le *dixième Congrès français de chirurgie, séance du 21 octobre 1896,* je disais, toujours à propos du mal de Pott : « *Mes malades sont sortis de leur affection vertébrale sans en garder la moindre trace, sans la moindre apparence de gibbosité, avec seulement un peu de raideur locale : je crois qu'on ne peut souhaiter mieux.* » Cette communication était analysée, comme c'est l'usage, dans la plupart des journaux médicaux, dont un grand nombre attiraient l'attention sur son importance. Elle était reproduite *in extenso* dans le numéro de la *Médecine moderne* du samedi 26 octobre, numéro que je faisais, vu l'intérêt que je croyais devoir lui attribuer, distribuer aux membres du Congrès.

Toutes les publications que je viens de citer sont antérieures à la communication du Dr Calot : il en est même parmi elles qui sont antérieures à ses toutes premières opérations : je considère donc que la priorité, relativement au Dr Calot, de la méthode de la réduction en un temps sous chloroforme des gibbosités pottiques ne peut m'être contestée.

Je viens de le démontrer.

La technique que j'emploie s'est trouvée décrite au cours de cette démonstration ; je ne saurais y revenir[1].

Il me reste à protester contre les modifications que le Dr Calot lui a apportées et contre l'étendue des applications dont il la croit susceptible.

1er point : Modifications de la technique. — La technique du Dr Calot, identique à la mienne comme direction générale et comme but, en diffère toutefois par quelques détails[1].

A. Relativement à la réduction, la modification qu'il propose est pour moi

---

1. Voici la bibliographie jusqu'à ce jour de la question de la réduction des gibbosités pottiques.

A. CHIPAULT, De l'orthopédie vertébrale opératoire (*Médecine moderne*, 9 mars 1895). — L'orthopédie rachidienne opératoire : ligatures et sutures des vertèbres ; quatre interventions, l'une contre une luxation cervicale ballante, trois autres contre des gibbosités pottiques rapidement croissantes (*Travaux de neurologie chirurgicale*, 1895, p. 222). — Un traitement nouveau du mal de Pott, les ligatures apophysaires (*Médecine moderne*, 22 juillet 1896). — Les ligatures apophysaires, contribution à l'orthopédie opératoire (*Congrès de chirurgie*, octobre 1896). — Du traitement des gibbosités pottiques (*Médecine moderne*, 30 décembre 1896). — Du traitement des gibbosités de diverses origines par les ligatures apophysaires, présentation de malades, dont deux opérés et guéris depuis trois ans et demi (*Académie de médecine*, 19 janvier 1897). — Les ligatures apophysaires : contribution à l'étude des déviations vertébrales (*Gazette des hôpitaux*, 20 février 1897). — Nouvelles remarques sur le traitement des déviations vertébrales, réclamation de priorité relative au traitement des gibbosités pottiques par réduction en un temps sous chloroforme (*Académie de médecine*, 6 avril 1897). — La incompréhensible. *Toutes les gibbosités pottiques non ankylosées que j'ai réduites se sont, sous le chloroforme, déroulées sans le moindre effort et sans le moindre bruit.* Le Dr Calot, lui, y va de toutes ses forces. « L'enfant, dit-il, retourné sur le ventre, est soutenu au-dessus de la table par deux aides qui saisissent le premier la tête, le deuxième les membres inférieurs. Un aide supplémentaire est adjoint à chacun d'eux : l'un qui applique les mains sous le sternum et les clavicules, l'autre qui applique les mains sous le pubis ou même sous la région ombilicale. Les deux premiers aides tirent à eux fortement, comme s'ils voulaient allonger le tronc (et ils l'allongent en vérité), et, secondés par les deux autres, portent ensuite en haut les deux extrémités de l'arc rachidien, comme pour l'infléchir en arrière. Pendant ce temps, mes mains, appliquées directement sur la gibbosité, exercent en ce point une pression extrêmement vigoureuse, allant peu à peu jusqu'à l'extrême limite de mes forces, en procédant avec méthode jusqu'à ce qu'enfin les vertèbres déplacées soient rentrées de niveau ou même au-dessous des vertèbres voisines. L'on perçoit sous la main et l'on entend même quelquefois des craquements osseux, qui témoignent du désengrènement des deux segments rachidiens et du glissement des vertèbres les unes sur les autres. » Je résume : je n'ai jamais, au cours de mes réductions, employé la moindre force ; le Dr Calot appuie de toute sa violence, les coudes en avant, et fait tirer son malade à la tête et aux pieds, par quatre personnes vigoureuses : c'est au moins superflu.

B. Relativement à l'immobilisation, les modifications proposées par le Dr Calot sont également, l'une inutile, l'autre notoirement détestable.

a). D'une part, le Dr Calot immobilise ses opérés dans un appareil plâtré

---

thérapeutique des gibbosités : fractures et luxations vertébrales, mal de Pott, cyphose rachitique, rhumatisme vertébral, scolioses diverses et essentielles (*Travaux de neurologie chirurgicale*, 1897, p. 120). — Remarques sur la réduction des gibbosités pottiques (*Presse médicale*, mai 1897).

A côté de ces travaux personnels, je citerai : Calot, Sur les moyens de corriger la bosse du mal de Pott, d'après 37 opérations, et sur les moyens de la prévenir (*Archives provinciales de chirurgie*, 1er février 1897). — Note sur quelques modifications apportées à la technique du redressement des maux de Pott (brochure in-8°), — et surtout un très intéressant travail de Levassort : Des avantages de la position tête en bas dans le traitement du mal de Pott (*Médecine moderne*, 7 avril 1897).

J'ajoute que je publierai prochainement des études sur : *L'inutilité absolue de l'emploi de la force dans la réduction des gibbosités pottiques. — Le choix de la meilleure position à donner au malade dans la réduction des gibbosités pottiques.*

A noter encore les études anatomiques de *Regnault* : De l'ankylose spontanée des apophyses épineuses et des lames dans les déviations vertébrales de diverses origines (*Travaux de neurologie chirurgicale*, 1897, p. 122), et de *Ménard, Considérations anatomiques sur le redressement des gibbosités pottiques* (Académie de médecine, 11 mai, et Société de chirurgie, 12 mai). A cette dernière société après la communication de Ménard, MM. Brun, Michaux, Poirier, Broca ont déclaré qu'ils avaient réduit ou vu réduire des gibbosités pottiques sans aucun effort, qu'ils croyaient la méthode applicable seulement aux gibbosités récentes et petites ou moyennes, qu'ils faisaient des réserves sur la guérison possible du foyer réduit par l'immobilisation simple. On ne peut dire plus précisément que les modifications introduites par le Dr Calot dans ma méthode sont inexactes ou défectueuses. Je regrette d'avoir connu cette discussion trop tard pour utiliser dans mon travail actuel les documents précieux qu'elle m'eût fourni à l'appui de mes revendications et de mes idées.

englobant la tête et le bassin : je préfère placer les miens, enveloppés dans leur pansement, sur une planche matelassée à tuteurs latéraux, évitant ainsi les déboires et les fâcheuses surprises, eschares ou autres, que donnent dans le cas particulier tous les appareils plâtrés, même les mieux faits, lorsqu'on les enlève.

b). D'autre part, le Dr Calot résèque les apophyses épineuses correspondant à la gibbosité réduite, alors que je les ligature. *Soit dit en passant, cette résection enlève à son intervention le bénéfice, du reste absolument illusoire, de ne pas être une intervention sanglante. En outre, et surtout, cette résection est mauvaise, car elle est contraire aux données de l'anatomie pathologique.* Celle-ci, en effet, nous apprend qu'un mal de Pott abandonné à lui-même guérit par ankylose des parties postérieures des vertèbres, des apophyses épineuses entre autres : la soudure de ces parties arrêtant à une phase ou à l'autre de l'affection le développement de la gibbosité ; elle nous apprend aussi, et c'était à prévoir, que le redressement de cette gibbosité augmente le vide produit à la partie antérieure du rachis par la lésion tuberculeuse. Dès lors, réséquer les apophyses épineuses est un non-sens chirurgical ; au contraire, les consolider par des ligatures au fil d'argent qui devancent leur travail d'ankylose et maintiennent le rachis redressé est une nécessité : c'est, je l'ai dit vingt fois et je le répète, le seul moyen d'être sûr que la gibbosité ne se reproduira pas au bout de quelques jours ou de quelques semaines, lorsqu'après de longs mois on jugera possible de faire sortir le malade de son appareil.

2e point : Les Indications. — Après avoir réfuté les modifications de technique que le Dr Calot a cru pouvoir apporter à ma méthode, il me reste à protester contre l'étendue trop grande des indications, dont il la juge susceptible : oubliant que la gibbosité n'est qu'un symptôme, j'oserai dire accessoire, d'un foyer tuberculeux en pleine activité, il réduit, en effet, sans s'occuper des dimensions de ce foyer, toutes les gibbosités.

Le type le plus fréquent des gibbosités pottiques est du reste représenté par les gibbosités petites, soit angulaires et dominées par la saillie d'une seule apophyse, soit courbes à petit rayon, et constituées par le déplacement, au-dessus du niveau du reste du rachis, d'un petit nombre d'apophyses, soit courbes à grand rayon et dues en grande partie à la contracture musculaire : dans tous ces cas, il y a lieu d'espérer que la destruction des corps vertébraux est relativement limitée, que trois ou quatre au plus sont malades : on peut, après avoir réduit, espérer la guérison.

Quant aux gibbosités volumineuses, je ne les réduis pas ou ne les réduis que partiellement, ou ne fais leur réduction totale qu'en plusieurs séances chloroformiques à long intervalle, avec immobilisation intercalaire. Le Dr Calot paraît en avoir réduit en un seul temps de véritablement énormes. Or, l'étendue de la destruction tuberculeuse du rachis est, je le considère comme une loi, toujours plus considérable que ne le fait supposer l'étendue de la gibbosité ; lorsque cette gibbosité est très volumineuse, on peut supposer colossale la perte de substance correspondante ; cette perte de substance est en partie comblée par le rapprochement de ses parois supérieure et inférieure ; les écarter en redressant le rachis lui rend ses dimensions anciennes, et je n'exagère pas en disant qu'elle peut atteindre alors 20 et 25 centimètres, remplis par du pus tuberculeux : il serait peut-être imprudent d'escompter la guérison de pareilles cavernes.

Je résume donc tout ce long chapitre du traitement des maux de Pott avec gibbosité non ankylosée en disant :

Le traitement des maux de Pott non ankylosés, c'est-à-dire, pour parler pratiquement, déroulables sans effort et sans bruit sous chloroforme, doit avoir aujourd'hui pour but leur guérison sans difformité permanente ; ce but, il est possible de l'atteindre, par la réduction, soit en un temps, soit en plusieurs temps, suivie de ligatures apophysaires, et par l'immobilisation prolongée en bonne position, dans tous les cas où la destruction osseuse n'a pas pris une extension considérable. Lorsque cette méthode sera, comme elle le mérite, entrée dans la pratique courante et qu'elle sera sollicitée à temps par les malades, le nombre des gibbosités pottiques, dont la source sera épuisée, deviendra de plus en plus rare : je ne dis pas qu'il se réduira à zéro, car il y aura toujours des maux de Pott réfractaires aux thérapeutiques les plus rationnelles.

2° MAL DE POTT AVEC GIBBOSITÉ ANKYLOSÉE

Actuellement, le chirurgien se trouve, du reste, en présence d'un reliquat de maux de Pott en voie de guérison ou guéris comme lésion tuberculeuse, mais ankylosés depuis plus ou moins longtemps en fausse position.

La distinction de ces gibbosités ankylosées et des gibbosités non ankylosées, que l'ancienneté de l'affection ne suffit pas à faire, car l'ankylose met suivant les sujets un temps très variable à s'établir, est extrêmement facile sous chloroforme : les gibbosités ankylosées ne se déroulent pas ; *le chloroforme est la pierre de touche de l'ankylose des gibbosités pottiques.*

Il est nécessaire, au point de vue thérapeutique, de distinguer deux variétés de ces gibbosités ankylosées.

a.) Première variété : La gibbosité ankylosée est due en partie à la saillie des apophyses épineuses. — La première de ces deux variétés est constituée par les cas où la gibbosité est constituée, pour une part plus ou moins grande, par la saillie des apophyses épineuses. C'est là une circonstance fort peu commune : elle paraît spéciale aux malades qui n'ont pas été immobilisés d'une façon suffisante, et chez qui la compression d'un appareil ne s'est pas opposée au développement des apophyses épineuses correspondant à la gibbosité. Ces apophyses la dominent de toute leur hauteur, qui peut être très notable : en effet, elles sont alors le plus souvent hypertrophiées ; en outre, elles sont recouvertes de bourses séreuses et de peau indurée qui exagèrent encore leur saillie apparente. Dans ce cas, rien n'est plus facile que d'atténuer la difformité par la résection des bourrelets cutanés et des apophyses correspondant à la gibbosité. J'ai eu l'occasion de pratiquer trois fois cette petite intervention : deux fois le résultat a été véritablement très satisfaisant, supérieur même à celui que je prévoyais avant d'agir. Je n'ai pas besoin d'ajouter qu'à l'époque tardive du mal de Pott où en sont arrivés les malades dont je parle actuellement, la résection des apophyses épineuses ne peut avoir aucune influence sur la solidité de leur rachis : les corps vertébraux sont, par définition même, le siège d'une ankylose solide, et les parties postérieures des vertèbres n'ont plus à remplir le rôle de tuteur sur lequel j'ai tant insisté à propos des gibbosités non ankylosées. J'ajoute du reste que, si on le désire, rien n'est plus facile, après avoir réséqué les apophyses épineuses saillantes, que de réunir par un fil d'argent les apophyses sus- et sous-jacentes à celles qui ont été réséquées : je l'ai fait une fois, sans aucune difficulté, mais je le crois aussi, sans grande utilité.

b.) Seconde variété : La gibbosité ankylosée n'est constituée que dans une proportion insignifiante par la saillie des apophyses épineuses. — La seconde variété de gibbosité pottique ankylosée, variété de beaucoup la plus fréquente, est représentée par les cas où les apophyses épineuses ne prennent qu'une part insignifiante à la constitution de la gibbosité : elles sont alors étalées, bifurquées même, soudées par leur base les unes avec les autres ; leur ablation n'aurait qu'un résultat esthétique insignifiant ou nul.

Le seul moyen qui s'offre de redresser ces gibbositées ankylosées est de les fracturer.

Je considère que c'est impossible : « Rompre comminutivement un os tuberculeux, disais-je dans une de mes études à ce sujet et crois-je devoir répéter, créer entre les extrémités écartées de la tige vertébrale un intervalle dont le remplissage ostéophytique est plus que douteux, exécuter ces manœuvres brutales au voisinage de la moelle, des gros vaisseaux prévertébraux coudés dans l'angle rentrant rachidien, auprès d'une cage thoracique déformée, tout cela me semble absolument téméraire, d'autant plus que l'examen de la courbe des gibbosités me paraît prouver que, le plus souvent, la fracture de cette courbe servirait non pas à la redresser, mais à provoquer de formidables courbures de compensation, aussi disgracieuses et pénibles que la déviation première, ou, plus simplement et plus fâcheusement encore, à transformer la cyphose existante en une courbure de sens contraire, en une lordose. »

Calot n'a pas les mêmes craintes ; je me contente de reproduire ce qu'il dit à ce sujet, considérant que, pour tout chirurgien ayant un peu tâté de la moelle, l'énoncé de ses tentatives suffit pour les faire rejeter.

« Lorsque, dit-il, la consolidation des deux segments du rachis est déjà terminée et qu'ils sont réunis suivant un angle plus ou moins vicieux par un gros cal osseux bien solide, ce cal ne se laissera pas rompre par les manœuvres orthopédiques exercées sur le dos de l'enfant : celles-ci n'agiront que sur des points situés au-dessus et au-dessous de ce segment soudé... Le résultat ne pourra être obtenu complet que si l'on a débuté par une opération sanglante. Dès qu'on aura ainsi mobilisé les deux segments, on pourra les faire pivoter l'un sur l'autre pour amener le redressement complet du rachis. Cette résection cunéiforme de la colonne vertébrale, je l'ai pratiquée deux fois dans ces conditions. Dans le premier cas, j'ai enlevé sur la partie postérieure du rachis près de trois vertèbres, dans le second une, avec les côtes correspondantes (ou tout au moins leur moitié postérieure), si bien que dans le premier cas la moelle s'est trouvée dénudée sur une longueur de cinq à six centimètres. Je l'ai détachée avec le bec d'une sonde de la partie postérieure de l'angle de soudure du rachis et en la faisant soulever ensuite avec une sonde cannelée recourbée en crochet, je suis allé sectionner le cal réunissant les corps vertébraux. Je me suis servi pour faire cette section d'un ciseau à froid très tranchant et très étroit, que Collin m'a construit à cet usage; je l'ai poussé tout à la fois vigoureusement, avec l'effort de mes deux mains, et prudemment, millimètre par millimètre, en faisant, au fur et à mesure que j'avançais, des mouvements d'écartement. J'ai pénétré dans les divers sens jusqu'à trois centimètres de profondeur environ; à ce moment, un dernier mouvement a amené la séparation complète de la colonne vertébrale. Le segment supérieur a été alors saisi par deux aides, le segment inférieur par deux autres, et, dirigeant leurs manœuvres, j'ai fait pivoter les deux tronçons rachidiens l'un sur l'autre sur leur surface de section, jusqu'à ce que la brèche pratiquée sur la partie postérieure du rachis ait été refermée, c'est-à-dire que la lèvre supérieure de cette boutonnière se soit mise au contact de la lèvre inférieure. Dans ma première opération, la moelle, qui avait été mise à nu sur une longueur de près de six centimètres, a dû se plisser, et j'ai mieux aimé laisser persister entre les deux lèvres osseuses un petit hiatus d'un centimètre, que j'ai comblé avec le débris du périoste et les muscles voisins suturés au catgut. Dans mon deuxième cas, la moelle est rentrée sans difficulté et sans se plisser. Pendant que mes quatre aides vigoureux maintenaient le contact avec un soin infini, j'ai procédé rapidement à la suture de la peau (faite au catgut), au pansement et à l'application du grand appareil plâtré ordinaire. Le plâtre était solide lorsque l'enfant s'est éveillé et celui-ci ne pouvait plus rien pour déplacer les deux tronçons de sa colonne vertébrale. Je fais remarquer en passant qu'on peut par ce procédé enlever complètement une ou deux vertèbres dans le cas de fracture ou de néoplasme localisé. Quelle sera dans l'avenir, au point de vue qui nous intéresse ici, la valeur de ces résections cunéiformes du rachis? Il semblerait au premier examen qu'il ne sera plus une bosse, si ancienne et si difforme soit-elle, qu'on ne puisse atteindre ainsi. Mais pour les cas très anciens, la question est en réalité beaucoup plus complexe qu'on ne pense au premier abord. Pour les bosses très invétérées, il faut compter en effet non seulement sur les déformations secondaires, presque irrévocablement acquises, de tous les organes adjacents, mais encore et surtout sur les courbures de compensation du rachis, parfois très solides. Or, par cette résection cunéiforme, l'on n'atteint que la gibbosité, c'est-à-dire la seule courbure principale. Aussi mon sentiment est-il qu'il faudra, dans tous les cas, même dans le cas de soudure osseuse de l'angle de flexion du rachis, s'adresser en premier lieu aux manœuvres de redressement plus haut décrites, qui agissent sur tous les éléments de la difformité (aussi bien sur les courbures secondaires que sur la courbure principale), et ce n'est que cinq à six mois plus tard, lorsque cette intervention aura donné tout ce qu'on peut attendre d'elle, qu'on pourra se poser la question de l'opportunité d'une résection cunéiforme du rachis... L'on pourra alors proposer cette résection cunéiforme aux parents, en ne leur cachant pas que l'opération est délicate : ce n'est certes pas parce que j'ai réussi dans les deux seuls cas où je l'ai faite que je dois soutenir l'innocuité assurée d'une intervention qui consiste à disjoindre véritablement en deux tronçons la colonne vertébrale d'un enfant. Mais sur ce sujet du traitement des bosses très vieilles et très difformes, je ne veux ni ne puis, à l'heure actuelle, émettre des conclusions trop absolues. La question est simplement posée et la science n'a encore dit, si je puis ainsi parler, que son premier mot. »

Je ne suis pas, je tiens à le répéter, de cet avis. *Je crois, au contraire, que, pour ce qui regarde le « redressement » des gibbosités pottiques ankylosées, la science a dit son dernier mot et que ce mot est une négation catégorique.*

II

TRAITEMENT DES CAS OU AUX SYMPTOMES LOCAUX DE LA LÉSION VERTÉBRALE S'ASSOCIENT DES COMPLICATIONS DIVERSES (PARALYSIES, ABCÈS FROIDS)

Nous avons, jusqu'à présent, étudié les cas de maux de Pott où la lésion vertébrale s'accompagne exclusivement des symptômes locaux de cette lésion, ou, en d'autres termes, les cas de maux de Pott sans complication : il nous reste à dire quel doit être le traitement des cas où se montrent ces complications, des cas de maux de Pott avec paralysie ou avec abcès froid.

1° L'existence des complications entrave-t-elle l'application du traitement vertébral que nous avons jugé nécessaire aux cas non compliqués?

2° L'existence des complications entraîne-t-elle des indications thérapeutiques nouvelles?

Nous allons tenter de répondre à ces deux questions.

1° L'existence des complications entrave-t-elle l'application du traitement que nous avons jugé nécessaire aux cas non compliqués? — Deux circonstances différentes peuvent se présenter.

a). Si la lésion vertébrale est très ancienne, certainement ankylosée, lorsque se manifeste la complication, il est indispensable d'immobiliser le malade, jusqu'à disparition complète des accidents, sur une planche à mal de Pott ou tout autre appareil de contention horizontale.

b). Si la lésion vertébrale est en cours d'évolution lorsque survient la complication, faut-il réduire, faut-il immobiliser?

A la première question, je répondrai : oui, s'il s'agit d'une gibbosité avec paraplégie à début brusque, consécutive à un effort, à une chute, et accompagnée d'un accroissement très rapide du volume de la gibbosité, si en un mot il s'agit très probablement d'une fracture spontanée des vertèbres tuberculeuses. Je répondrai également oui, mais avec plus d'hésitation, s'il s'agit d'une paraplégie d'autre cause : je sais bien que la première de mes réductions de gibbosité pottique porta sur un malade paraplégique, et que le résultat fut parfait, non seulement au point de vue esthétique, mais encore au point de vue fonctionnel; n'empêche que la présence certaine d'une gangue de fongosités autour des méninges me semble rendre dans ces cas la réduction particulièrement aléatoire. Enfin, je répondrai non, il ne faut pas réduire, s'il s'agit d'une gibbosité accompagnée de volumineux abcès froids.

A la seconde question : faut-il immobiliser, je répondrai : oui, il faut immobiliser et immobiliser dans tous les cas, si difficile et délicat que cela soit chez les malades porteurs d'une paraplégie spasmodique ou d'une fistule ossifluente.

2° L'existence des complications entraîne-t-elle des indications thérapeutiques nouvelles? — Bon nombre de chirurgiens, surtout depuis l'avènement de l'antisepsie, se sont d'autre part demandé si la présence des complications n'entraînait pas des indications thérapeutiques, et, plus particulièrement, des indications opératoires nouvelles : nous allons étudier les tentatives de cet ordre proposées contre les accidents radiculo-médullaires et contre les abcès froids.

A. — TRAITEMENT DES ACCIDENTS
RADICULO-MÉDULLAIRES DU MAL DE POTT

On a proposé contre les accidents radiculo-médullaires du mal de Pott (paralysies, anesthésies, troubles vésicaux et rectaux), toute une série de procédés opératoires.

Ces procédés opératoires sont de deux ordres.

1° *Un procédé décompresseur.* — Il consiste simplement dans l'ablation d'un certain nombre d'arcs au niveau des corps vertébraux malades, point de départ des fongosités : c'est une lamnectomie simple, dont la description opératoire ne saurait ici trouver place et dont le but est d'augmenter le calibre du canal rachidien.

2° Des *procédés exérétiques*, ayant pour but d'aller directement à la echerche des fongosités pour les supprimer.

Ces procédés ont employé deux voies différentes.

a). Les uns se sont attaqués aux fongosités après avoir contourné la face latérale du rachis; ces procédés, nous les retrouverons plus tard, en étudiant le traitement opératoire des abcès froids.

b). Un autre s'est attaqué à ces fongosités en ouvrant le canal rachidien et contournant la face latérale de la dure-mère; il semble, anatomiquement, tout particulièrement applicable aux cas que nous étudions. Voilà comment je le décrivais en 1893, dans mes *Études de chirurgie médullaire*, p. 266 et sq. : « On met tout d'abord à vue, par résection d'un nombre suffisant d'arcs, le fourreau méningé, au niveau des fongosités, ainsi que sur une petite longueur au-dessus et au-dessous; on voit alors saillir entre les racines, d'un ou deux côtés, les fongosités venues d'en avant, soit grisâtres et irrégulières, formant un simple amas de tissu tuberculeux, soit bleuâtres, tendues, ce qui doit faire prévoir le plus souvent dans leur intérieur la présence d'un foyer de désintégration. En tout cas, en réclinant la moelle d'un côté, puis de l'autre, en la soulevant de son lit, on les extirpe peu à peu, on enlève tout le foyer de périméningite antérieure, d'ordinaire facilement décollable de la dure-mère, d'autres fois solidement adhérent à cette dure-mère, on rugine avec une curette la cavité du corps vertébral et on en extrait, à l'aide d'une pince à griffes, les débris osseux et les sequestres mobiles. Ces manœuvres sont faciles, car l'intervalle entre les racines, déjà suffisant sur un sujet sain pour laisser passer les instruments du côté du corps vertébral, est encore augmenté lors de mal de Pott : elles se déplacent en effet, les unes au-dessus, les autres au-dessous de la coudure vertébrale et forment boutonnière. Le nettoyage terminé, un drain est laissé à demeure dans le foyer osseux et, passant entre les méninges et le canal, ressort par l'angle inférieur de la plaie cutanée. Il permet, après l'opération et lors des pansements ultérieurs, un lavage modificateur soigné et répété du foyer (éther iodoformé, naphtol camphré) aussi indispensable que son curage opératoire : il ne sera supprimé que le plus tard possible. On le remplacera alors par une mèche de gaze iodoformée derrière laquelle on laissera la plaie se combler peu à peu. »

Quels sont les résultats de ces diverses interventions ?

a). Au point de vue opératoire, elles sont indiscutablement graves. — Si les simples lamnectomies ne provoquent que peu d'accidents, il n'en est pas de même des procédés, circa- ou intrarachidiens, qui vont s'attaquer directement aux fongosités : ils donnent au moins un décès sur quatre cas dans les deux premiers mois qui suivent l'opération : c'est là une proportion énorme, surtout si l'on songe que les paraplégies pottiques, abandonnées à elles-mêmes, ne menacent directement l'existence que chez un nombre tout à fait limité de malades.

b). Au point de vue fonctionnel, d'autre part, leurs résultats sont médiocres. — L'ablation des arcs, opération palliative, ne donne qu'un résultat partiel et transitoire : sans doute, les accidents radiculo-médullaires subissent une rémission notable : la paraplégie devient moins spasmodique, les troubles vésico-rectaux s'atténuent, enfin et surtout les phénomènes anesthésiques, lorsqu'ils existent, diminuent d'intensité et d'étendue. Si l'observation est publiée à ce moment, le chirurgien conclut son travail par des considérations optimistes; le lecteur trouve tout à fait heureux le bénéfice obtenu dans le court espace de temps qui sépare l'opération de sa publication. Or ce qui va mieux ira moins bien dans un mois, et le malade sera alors revenu juste à l'état où il en était avant l'intervention. Toutes les paraplégies pottiques traitées par lamnectomie simple, dont l'observation a été publiée avec la mention « amélioration progressive » et sur lesquelles j'ai pu avoir des renseignements complémentaires se sont comportées de cette manière, les miennes comme celles d'autres chirurgiens. — L'attaque directe et l'exérèse des lésions tuberculeuses préméningées, opération théoriquement radicale, donne des résultats plus divers; dans la très grande majorité des cas, le bénéfice est analogue à celui que nous venons de noter comme consécutif à la lamnectomie : partiel et passager; dans un très petit nombre de cas seulement, il est satisfaisant et durable : l'amélioration ou la guérison observée étant du reste alors en rapport chronologique suffisamment précis avec l'intervention faite pour qu'on puisse la considérer comme en étant la conséquence directe.

Il nous faut expliquer ces résultats.

Il est certain que la proportion considérable de ceux qui sont médiocres est une surprise pour notre génération, élevée dans l'idée que les accidents radiculo-médullaires du mal de Pott sont dus à la compression des racines et de la moelle par les fongosités proliférant dans le canal rachidien, et pensant dès lors que l'ablation de ces fongosités devrait avoir une action considérable sur les accidents dont on en fait la cause. Pendant quelques années, malgré des insuccès répétés qui ébranlaient ma confiance, j'ai pratiqué un bon nombre de fois cette ablation : je suis encore aujourd'hui bien souvent sollicité de le faire et je sais plus d'un médecin qui n'a pas été satisfait que je refuse d'exécuter une intervention aussi logique, et correspondant si bien à une donnée classique indiscutée. Or, cette donnée est, j'en ai eu la conviction dès mes premiers insuccès et j'en ai aujourd'hui les preuves anatomo-pathologiques, non seulement discutable, mais fausse dans la très grande majorité des cas. Les fongosités qui prolifèrent dans l'espace périméningé, en se substituant au tissu graisseux qui le remplit, sont absolument incapables d'exercer sur la moelle une action compressive quelconque; il faudrait tout d'abord qu'elles effacent l'espace libre qui sépare la dure-mère de la moelle, espace libre où se superposent la fente intra-arachnoïdienne, les mailles sous-arachnoïdiennes et les veines de la pie-mère; or j'ai fait, sur des sujets atteints de paraplégie pottique, des coupes transversales du canal rachidien, avec toutes les précautions nécessaires : c'est tout au plus si les fongosités refoulent légèrement la dure-mère. Les paraplégies pottiques habituelles ne sont donc pas des paraplégies par compression fongositaire, pas plus qu'elles ne sont, comme on le croyait autrefois, des paraplégies par compression osseuse. Le plus souvent elles sont dues à l'oblitération, par les fongosités, des vaisseaux périduraux : soit les artères, d'où anémie médullaire; soit les veines ou les lymphatiques, d'où œdème par rétention ; soit, à la fois, les artères, les veines et les lymphatiques, d'où simultanément anémie et œdème. Dans un nombre plus restreint de cas, les lésions médullaires ne sont plus des lésions dues à l'action des fongosités sur les vaisseaux périduraux, mais des lésions dues à leur nature tuberculeuse : Schmauss suppose qu'il peut s'agir, dans certains cas, d'une sorte de myélite ptomaïnique due à l'extravasation des produits bacillaires venus par l'intermédiaire de la fondation des fongosités péridurales : cela n'est pas démontré. Au contraire, ce qui l'est absolument, et ce que j'ai vu, ce sont des myélites tuberculeuses proprement dites, soit par artérite tuberculeuse intra-médullaire, soit par évolution progressive, dans les cordons blancs ou la substance grise, d'un gros tubercule.

La pathogénie habituelle des paraplégies pottiques n'est donc pas une pathogénie par compression : c'est une pathogénie sous l'influence de facteurs divers : anémie, œdème, lésions tuberculeuses de la moelle ; facteurs qui peuvent s'isoler ou s'associer, mais dont la réalité suffit pour expliquer, sans qu'il soit besoin de s'y arrêter plus amplement, les résultats médiocres et transitoires produits ordinairement par l'ablation chirurgicale des fongosités périméningées.

Mais, avons-nous dit, cette ablation, habituellement peu fructueuse, produit au contraire, dans un petit nombre de cas, des résultats pleinement satisfaisants.

C'est que les théories pathogéniques anciennes contenaient une petite part de vérité : elles restent applicables à un nombre restreint de cas ; la règle devient l'exception, mais une exception qu'il faut connaître.

1° On note de temps en temps, avec une certitude anatomique absolue, des cas où la paraplégie pottique est due à la compression de la moelle par un séquestre énucléé du foyer tuberculeux dans le canal rachidien et refoulant énergiquement en arrière le fourreau méningé : M. Kirmisson a montré au Congrès de chirurgie de 1894 une pièce anatomique de cette sorte ; j'en ai moi-même observé plusieurs.

2° D'autre part il existe de rares cas de paraplégie pottique où les fongosités intra-rachidiennes, soit solides, soit désintégrées et transformées en collection froide, exercent par elles-mêmes une compression réelle sur la moelle : je ne saurais insister sur les constatations cliniques ou autopsiques qui permettent d'affirmer ce fait, mais je tenais à le signaler, car il n'est pas sans importance pratique.

En effet, ces deux dernières sortes de paraplégie pottique, paraplégie pottique par compression séquestrale, paraplégie pottique par compression fongueuse, correspondent sans doute aux observations où l'exérèse des lésions tuberculeuses périméningées a donné des résultats thérapeutiques satisfaisants.

Malheureusement, le diagnostic clinique de ces variétés pathogéniques est, encore maintenant, bien difficile à mener à bien.

Je tiens toutefois à ajouter que si ce diagnostic devenait possible, je préférerais alors intervenir par la voie circa-vertébrale : j'ai dit le contraire il y a quelques années, considérant la voie intra-rachidienne comme plus directe, plus large et permettant une intervention plus réglée : je lui reconnais encore tous ces avantages, mais ils doivent céder le pas devant l'inconvénient considérable qu'a cette technique d'exiger une résection d'apophyses épineuses et d'arcs : j'ai assez insisté tout à l'heure sur l'utilité de ces pièces osseuses dans la statique des colonnes vertébrales tuberculeuses pour n'avoir pas besoin de dire qu'en présence de cette notion anatomo-pathologique nouvelle, les considérations de facilité opératoire perdent elles-mêmes toute leur importance.

B. — TRAITEMENT DES COLLECTIONS OSSIFLUENTES DU MAL DE POTT

La seconde grande complication de la tuberculose vertébrale, les abcès ossifluents, réclame, pour y bien apprécier les interventions praticables, une classification didactique, heureusement plus facile à utiliser en clinique que celle, à peu près exclusivement anatomo-pathologique, que nous avons dû adopter pour les paraplégies.

Nous examinerons successivement : l'abcès froid sans tendance à l'ouverture spontanée ; l'abcès froid ouvert ou sur le point de s'ouvrir.

1° **Abcès froid sans tendance à l'ouverture spontanée.** — Lorsque l'abcès froid ne présente point de tendance à l'ouverture spontanée, deux circonstances sont possibles :

a.) Son existence ne se révèle que par les symptômes physiques de toute collection liquide, symptômes permettant de préciser plus ou moins son volume et sa profondeur.

L'immobilisation de la lésion osseuse, immobilisation que j'ai longuement étudiée dans la première partie de ce travail, est alors, à mon avis, le seul agent thérapeutique susceptible de modifier l'évolution de la collection.

J'ai renoncé, après les avoir plus d'une fois employés, à utiliser les moyens d'action directe que l'on avait cru, dans ces cas, susceptibles d'utilité. La ponction évacuatrice simple est un procédé absolument illusoire : logiquement, on pouvait déjà supposer que l'extraction d'une quantité plus ou moins grande de pus ne pouvait avoir aucune action sur la marche d'un tuberculome dont les fongosités pariétales sont le seul élément actif; pratiquement, il en est de même, et, plus fâcheusement encore, l'évacuation provoque la congestion de ces fongosités et, à leur niveau, des ruptures vasculaires qui peuvent favoriser l'extension, ou même la généralisation du foyer tuberculeux. La ponction suivie d'une injection modificatrice est certainement plus rationnelle. « Velpeau et

Bonnet employaient la teinture d'iode. Mikulicz et Billroth ont substitué à l'iode l'iodoforme, en suspension dans la glycérine, au dixième. Verneuil préférait une solution d'iodoforme (de 4 à 10 pour 100) dans l'éther : celui-ci se vaporise sous l'influence de la température du corps, et l'iodoforme se dépose en mince couche sur toute la paroi interne de l'abcès. » (Denucé.) Peu de méthodes ont eu et ont encore plus de vogue que la méthode des injections d'éther iodoformé; il semble qu'on en obtienne, lorsqu'on les emploie proprement et patiemment, de réels résultats, trop vantés par les uns, trop décriés par les autres. Ici, comme bien souvent en thérapeutique, c'est dans une appréciation moyenne qu'est la vérité. Mon avis, après les avoir souvent employées, est qu'elles donnent d'autant meilleurs résultats que le malade est, concurremment, plus rigoureusement immobilisé, et que peut-être, par conséquent, c'est à l'immobilisation que sont dus en grande partie les résultats obtenus. Je sais bien qu'on m'objectera que si j'obtiens peu des injections d'éther iodoformé, c'est que je les fais mal : c'est la critique habituelle en pareille matière; je la retourne très aisément en disant : si la méthode des injections iodoformées, qui paraît si simple et à la portée de tous, demande, pour donner de brillants résultats, tant et de si spéciales précautions, cet excès de délicatesse suffit à lui seul pour la rendre médiocre.

Je crois donc qu'en règle générale, lorsqu'on se trouve en présence d'une collection pottique profonde et silencieuse, le mieux est de ne pas l'attaquer directement, et de la traiter par l'immobilisation pure et simple du foyer vertébral.

b.) Dans d'autres circonstances moins fréquentes, la collection ossifluente profonde révèle cliniquement son existence, soit par son action compressive ou irritative sur des nerfs voisins, soit par sa suppuration secondaire, streptococcique, staphylococcique ou autre : alors, il faut, sans tarder, aller — toutes les fois bien entendu que l'état général le permet — à sa découverte : nous décrirons tout à l'heure les procédés opératoires qui permettent d'y réussir.

2° Abcès froid tendant à s'ouvrir ou déjà ouvert. — Les abcès froids que nous avons étudiés jusqu'à présent étaient, silencieux ou non, sans tendance à l'ouverture spontanée; le chirurgien peut, au contraire, se trouver en présence de collections tendant à s'ouvrir ou déjà ouvertes.

Rappelons que cette ouverture peut se faire soit du côté de la peau, soit du côté des cavités viscérales.

Nous avons donc à examiner toute une série de faits qui peuvent se classer, par ordre de gravité ascendante, de la manière suivante :

a.) La collection a tendance à s'ouvrir du côté de la peau, sillonnée de veinosités ou même amincie, bleuâtre, réduite à l'épaisseur d'une feuille de papier : le foyer est sous-dermique ou sous-épidermique. Son ouverture, soit par envahissement progressif tuberculeux des couches superficielles non atteintes, soit par rupture, est une question de jours ou d'heures.

b.) La collection est ouverte du côté de la peau. — Sauf un tout petit nombre de cas où l'ouverture se fait dans des conditions exceptionnelles, par exemple sous un pansement aseptique, cette ouverture a pour corollaire l'infection secondaire de la collection par les organismes vulgaires et divers de la suppuration. Il y a, du reste, à cette infection, bien des degrés : depuis l'infection limitée pour ainsi dire aux liquides demeurés dans les diverticules de la poche, avec légers phénomènes fébriles vespéraux, jusqu'aux infections pariétales, soit aiguës, produisant rapidement l'état général le plus grave, soit chroniques, sclérosant peu à peu les parois du foyer sur une épaisseur de plusieurs centimètres, et englobant les organes qui l'environnent dans une gangue de tissu cicatriciel, qui peut devenir à son tour le siège de diverticules tuberculeux ou de décollements suppurants : en tout cas transformant la collection fongueuse primitive en une éponge de trajets enchevêtrés, ouverts à l'extérieur par une ou plusieurs fistules.

Ajoutons qu'à côté des infections pyogènes, les collections ossifluentes ouvertes peuvent devenir encore le siège d'infections saprophytiques ou putrides sur la gravité desquelles nous n'avons pas à insister : le chirurgien n'oubliera pas qu'elles sont souvent dues à la rétention, dans un des clapiers de la collection, d'un fragment de drain, ou d'une pièce quelconque de pansement.

c). Enfin, au lieu de tendre à s'ouvrir du côté de la peau ou de s'y être ouverte, la collection peut tendre à s'ouvrir ou être ouverte dans un viscère : c'est là une circonstance des plus redoutables. La compression du pharynx, de l'œsophage, de la trachée, des parois de la plèvre, des bassinets, de la vessie, du rectum, compression qui ne se fait point sans un envahissement tuberculeux plus ou moins profond de leurs parois, est déjà par elle-même singulièrement importante ; la situation atteint son degré de gravité maximum lorsque l'ouverture est faite : que le liquide de la collection passe dans le viscère ou que ce soit le contenu du viscère qui tende à se déverser dans la poche ossifluente, la situation est à peu près aussi désespérée : la différence de pronostic de l'un à l'autre cas ne porte guère que sur la durée de survie possible du malade, après l'ouverture.

Dans les diverses circonstances que je viens d'examiner, on ne saurait s'en tenir à l'expectative et à l'immobilisation que j'ai préconisées comme la meilleure méthode pour les collections profondes et silencieuses.

Il faut agir.

Comment faut-il agir ? — Avant de le décider, nous allons passer en revue les diverses conduites qu'il est possible de suivre

1° On peut se contenter d'ouvrir la collection pour y faire des injections antiseptiques ou aseptiques et la panser.

2° On peut chercher en outre à attaquer ses parois : manière d'agir qui semble avoir été conseillée pour la première fois par Bœckel, en 1882. « Je crois nécessaire, disait-il à cette époque dans ses *Fragments de chirurgie antiseptique*, de faire des incisions très étendues, afin de pouvoir bien explorer la cavité de l'abcès. Il n'est pas rare d'y rencontrer des esquilles plus ou moins volumineuses et détachées flottant dans le pus ; en outre, le pus écoulé, il s'agit d'extirper la poche aussi totalement que possible, de gratter avec la cuiller ce qu'on n'a pu enlever, et de pratiquer ensuite la désinfection de la plaie. A cet effet, le meilleur moyen est l'emploi de chlorure de zinc (solution à 1/10) dont on imbibe des boules d'éponges à tige et que l'on promène rapidement sur toute l'étendue du foyer; on peut ainsi sans crainte, à la condition d'aller vite, nettoyer la poche jusque dans ses moindres recoins. Un lavage avec la solution faible termine ce temps de l'opération; il a pour but de chasser l'excès de chlorure de zinc et de favoriser la sortie des débris de toutes sortes qui remplissent encore la plaie. Le drainage devra être pratiqué largement. A cet effet, je crois qu'un gros tube, placé d'outre en outre pendant plusieurs jours, ne peut avoir que des avantages; plus tard, on remplacera le tube entier par des bouts de drains courts, placés dans les différentes plaies. L'enlèvement des tubes ne devra pas se faire trop tôt; mieux vaudra les laisser un peu plus long-temps et ne les retirer que lorsque la suppuration aura diminué. » Losser en 1886 et Van Stockum en 1888 ont suivi une conduite analogue. En 1891, Barker a recommandé d'agir sur les parois de la collection par un lavage énergique à jet continu. « Une incision, dit-il, est faite au point le plus déclive de l'abcès, et par cette incision est introduite une gouge mise en continuité avec un réservoir d'eau chaude à 105 ou 106 Fah. par un tube de caoutchouc rouge d'environ six pieds de long. Ce réservoir, contenant environ trois gallons, est élevé d'à peu près cinq pieds au-dessus de la table d'opération, de sorte que l'eau, passant à travers la gouge creuse, est projetée avec une grande force sur les parois de l'abcès dont elle évacue les détritus par l'orifice. En grattant avec l'extrémité de la gouge, les parties plus adhérentes sont également détachées et chassées par le courant. Pour faire ce grattage d'une façon complète, je me sers d'une série de gouges creuses de différentes longueurs. Avec elles l'hémorragie, du reste en grande partie arrêtée par la température de l'eau, est très minime. Lorsque le liquide sort complètement clair, l'instrument est enlevé, et le fond de la cavité bien étanché avec des éponges avant d'y verser deux ou trois onces d'émulsion iodoformée fraîche. » En 1891 également, Trèves a conseillé une technique très analogue à la précédente, mais qui a l'avantage de ne point exiger d'instrument spécial. « Le chirurgien, dit-il, aura à sa disposition une grande quantité de solution de sublimé à 1/5000 et à 100 Fah., un bock à injection et des réceptacles pour recevoir le liquide qui va s'écouler en glissant à partir des bords de la plaie sur un tissu caoutchouté. Le tube adapté au bock est introduit par son extrémité dans la cavité de l'abcès, et le récipient étant élevé de 4 à 5 pieds, un courant énergique traverse la poche. Pendant que cette irrigation se fait, on a soin, pour renouveler le liquide des parties profondes, de l'évacuer de temps en temps, soit par des pressions, soit en changeant la position de l'opéré. Le doigt est le meilleur instrument pour attaquer la paroi; il ouvre les poches séparées et enlève, à bon escient, de véritables paquets de matière tuberculogène. Après le doigt, le meilleur instrument, ce sont des éponges mouillées qu'on promène avec rudesse sur toutes les parois, en leur faisant exécuter des mouvements de rotation dans tous les diverticules, et en les changeant fréquemment. De temps en temps, pendant le grattage, on fait fonctionner l'irrigation qui arrête les débris. Ces manœuvres sont continuées jusqu'à ce que les parois paraissent absolument nettoyées et que les éponges ressortent tout à fait propres : une quantité considérable de solution est donc nécessaire. » Enfin disons que dans sa thèse récente Mlle Kohan conseille de traiter les abcès froids par « l'ablation complète de la poche, y compris les plans aponévrotiques et fibreux qui l'entourent ». Certes, ce serait, relativement à la paroi de la collection ossifluente, la conduite idéale : elle est, le plus souvent, impossible à exécuter.

3° On peut du reste, ne se contentant point d'ouvrir la collection et de détruire autant que possible ses parties molles, aller en outre à la recherche du foyer vertébral qui en est le point de départ.

Les techniques opératoires qui permettent d'y réussir sont nécessairement différentes suivant le siège du foyer aux diverses régions du rachis.

« A la région cervicale, les corps vertébraux malades peuvent être abordés par la voie buccale ou la voie latérale. La voie buccale ne conduit guère que sur les deuxième, troisième et quatrième vertèbres cervicales; la constriction des mâchoires rend l'opération très difficile; le champ est très étroit; on est exposé aux dangers d'infection; enfin les injections modificatrices et le drainage sont impossibles. L'incision sera faite sur la ligne médiane, aussi longue que possible : les lèvres en seront écartées avec des érignes et le foyer attaqué avec une curette, ou un étroit trépan, en ayant soin que les fragments ne tombent pas dans les voies aériennes. En raison du danger de cette introduction et de l'infection presque fatale du foyer, la voie buccale est opératoirement mauvaise. Pour la voie latérale, Chipault recommande l'incision rétro-mastoïdienne; le sujet est placé la tête basse et la face tournée du côté opposé à celui qu'on va opérer; l'incision, plus ou moins haute et plus ou moins longue, entame la peau, le peaucier et l'aponévrose superficielle en ménageant le plexus cervical superficiel et les veines : la tête ramenée dans la rectitude, on peut soulever et écarter le sterno-mastoïdien, l'omo-hyoïden et le paquet vasculo-nerveux; on effondre avec un instrument mousse l'aponévrose moyenne, on écarte l'angulaire et le scalène et, après avoir décollé les muscles prévertébraux, on arrive sur les corps vertébraux en laissant en avant le grand sympathique. Il faut se garder d'attaquer les apophyses transverses si elles ne sont pas spontanément détachées; on risquerait de léser l'artère vertébrale.

A la région dorsale, Schæffer, le premier, a proposé la résection costo-transversaire pour arriver sur le corps vertébral. Vincent, de Lyon, décrit dans le même but deux procédés : l'un, le drainage prévertébral, s'il s'agit d'ostéite superficielle; l'autre, le drainage transversal, si la lésion est intrasomatique. Le drainage prévertébral devient prémédullaire si l'effondrement a fait disparaître au niveau du foyer un ou plusieurs corps vertébraux. Le drainage prévertébral comprend six temps : incision verticale le long du bord externe de la masse musculaire des gouttières spinales, longue de 8 à 10 centimètres; incision horizontale de cinq centimètres tombant sur la première et suivant l'espace intercostal situé au niveau du point culminant de la gibbosité; au besoin résection d'une ou deux côtes pour permettre l'exploration et le passage du drain; répéter les trois premiers temps du côté opposé; écarter les muscles intercostaux, détacher la plèvre, suivre les fongosités jusqu'à ce que la sonde ou le doigt arrive dans le sinus prévertébral ou prémédullaire; répéter cette manœuvre du côté opposé; enfin, quand les sondes ou les doigts se rencontrent, passer le drain, laver, et suturer en partie les incisions. Le drainage transsomatique comprend sept temps : après avoir pratiqué les quatre premiers comme ci-dessus, on écarte les muscles intervertébraux, et l'on arrive ainsi sur le corps vertébral; on l'explore avec un stylet mousse qui bientôt pénètre dans l'orifice donnant issue au pus ou aux fongosités : s'il y a une cavité d'ostéite, la coque cède facilement; si la résistance est grande, il n'y a que des lésions superficielles et on s'en tiendra au procédé précédent, sinon on remplacera le stylet par une curette tranchante que l'on manœuvre comme un perforateur : il faut continuer la térébration jusqu'à ce qu'on ait senti céder la résistance de la paroi opposée de la loge osseuse; enfin avec un stylet-aiguille ou deux pinces, on passera le drain. La technique de Ménard est peu différente. Il découvre, par une incision transversale de 5 à 7 centimètres, la partie rachidienne de la côte qui paraît répondre le mieux au sommet de la gibbosité; puis il excise l'apophyse transverse correspondante, dénude la côte de son périoste, la coupe à 5 ou 6 centimètres du rachis et arrache son extrémité vertébrale; parfois il juge avantageux de réséquer de même une deuxième côte; il suit ensuite le canal périostique qui conduit directement la sonde cannelée sur le côté du foyer tuberculeux vertébral : celui-ci s'ouvre d'ailleurs généralement au moment où on extirpe la côte, et la sonde cannelée ne sert qu'à élargir l'ouverture par laquelle on lave et on draine le foyer.

« A la région lombaire, enfin, l'opération de Trèves, la plus ancienne et la plus simple des interventions prérachidiennes, permet d'atteindre le corps de toutes les vertèbres lombaires et même celles de la douzième dorsale en décollant l'insertion du psoas et en évitant les parties latérales où on risquerait de blesser le cul-de-sac pleural. La technique bien détaillée de Trèves a été sur certains points complétée par Chipault. La voici en quelques mots : inciser la peau verticalement, à quelques millimètres en dedans du bord externe de la masse sacro-lombaire, sur une longueur de 8 à 10 centimètres; couper de même le fascia superficialis et l'aponévrose épaisse qui recouvre le muscle : celui-ci se rétracte légèrement; on le recline en dedans avec des écarteurs; chercher à travers le feuillet aponévrotique antérieur auquel le muscle n'adhère pas, le sommet des apophyses transverses, et, le plus près possible de ces apophyses, inciser prudemment ce feuillet et le muscle carré des lombes sous-jacents : au-dessous d'une mince couche cellulaire apparaît le psoas; d'une apophyse on détache avec précaution quelques fibres tendineuses de ce muscle; le doigt introduit par ce point atteint sans danger la face antérieure du corps vertébral; il faut faire attention aux vaisseaux lombaires qu'on a grande chance d'éviter en incisant le carré au ras de l'apophyse transverse. Le doigt décollant le psoas de haut en bas peut, avec une seule incision, contourner et explorer tout le corps vertébral. En opérant ainsi, on est sûr de ne pas léser le péritoine. » (Denucé.)

Telle est la liste des procédés chirurgicaux qu'il est possible d'opposer aux collections ossifluentes contre lesquelles il faut agir : nous les avons décrits comme dépendant de trois méthodes, l'incision simple, l'incision avec grattage des parois, l'incision avec grattage des parois et curage du foyer vertébral originaire : méthodes qui, théoriquement, semblent tout à fait distinctes l'une de l'autre; en pratique elles le sont beaucoup moins : dans un cas donné, on fait ce qu'on peut, et si l'incision simple est un minimum au delà duquel on peut presque toujours aller, l'exérèse complète des lésions tuberculeuses, contenu, paroi, foyer osseux, est un maximum qu'il est bien rare de pouvoir atteindre.

La question du mode opératoire à suivre est donc surtout celle du point où il faut ouvrir la collection :

1° Au cou, il faut l'ouvrir derrière le sterno-mastoïdien, en se guidant sur les saillies qu'elle peut faire, et jamais par la voie buccale;

2° A la région dorsale, il faut l'ouvrir par la voie latéro-vertébrale : le procédé de Ménard est le plus rationnel des procédés décrits pour y réussir;

3° A la région lombaire, il faut l'ouvrir par la voie lombaire, à l'aide du procédé de Trèves; une contre-ouverture sera parfois nécessaire au niveau du pli de l'aine; on ne se contenterait de cette contre-ouverture, sans ouverture lombaire, que dans des cas tout à fait exceptionnels.

En somme, systématiquement, on ouvrira la collection ossifluente le plus près possible de son origine vertébrale : parce que c'est le seul moyen d'agir à l'occasion sur le foyer osseux; parce que cette ouverture proche supprime la circulation des débris dans les diverticules éloignés de ce foyer, et par leur cicatrisation rendue possible, tend à réduire au minimum la surface tuberculogène suppurante; enfin parce que l'évacuation du pus et des débris est beaucoup plus facile avec une ouverture postérieure qu'avec une ouverture antérieure quelle qu'elle soit.

Quel sera le résultat de ces interventions de choix?

a.) Dans certains cas heureux, mais rares, elles permettraient une réunion par première intention de la poche tuberculeuse. Il n'y faut pas songer, bien entendu, lorsqu'il s'agit d'une poche déjà ouverte, soit du côté de la peau, soit du côté des intestins, et par conséquent secondairement infectée. Cela même me semble bien difficile à obtenir lorsqu'il s'agit d'un abcès froid qui était sur le point de s'ouvrir à la peau, abcès froid par conséquent énorme, ou de s'ouvrir dans un viscère, par conséquent ayant envahi secondairement les parois de ce viscère. En résumé, je serais presque tenté de dire que les cas où l'on a obtenu la réunion par première intention d'une collection ossifluente vertébrale étaient des cas où son traitement chirurgical n'était peut-être pas suffisamment indiqué. Certes, si l'on pouvait compter, à coup sûr, sur cette réunion par première intention, elle constituerait à elle seule, par la bénignité dès lors assurée de l'intervention, une indication d'opérer souvent, mais, à mon avis, on ne peut l'escompter, ni à coup sûr, ni dans une proportion suffisante pour faire entrer en ligne de compte l'espoir de sa réalisation pratique.

b.) Dans l'immense majorité des cas où l'on aura dû intervenir, il faudra donc, moins par prudence que par nécessité absolue, se contenter d'une réunion secondaire. Je me hâte d'ajouter que réunion secondaire ne veut pas dire réunion après infection secondaire : sans doute, au cours des pansements multiples, avec lavage et remplissage à la gaze très légèrement iodoformée de la poche et de ses diverticules, cette infection ne sera pas toute simple à éviter; mais il s'agit là d'une tâche qu'un chirurgien se doit de poursuivre et qu'il a, au moins dans certaines conditions de milieu et d'asepsie, de réelles chances de voir se réaliser.

CONCLUSIONS

De l'étude qui précède, et où nous avons examiné quelle doit être actuellement la thérapeutique rationnelle du mal de Pott et de ses complications (paraplégie, abcès froid), nous croyons pouvoir déduire les conclusions suivantes :

1° Le traitement essentiel du mal de Pott a pour base l'immobilisation du malade. Cette immobilisation doit être assistée, toutes les fois qu'il s'agit d'un mal de Pott en voie d'évolution, de ligatures apophysaires. On s'en contentera s'il s'agit d'un mal de Pott sans gibbosité; s'il s'agit d'un mal de Pott avec gibbosité, on fera précéder l'immobilisation de la facile réduction sous chloroforme de cette gibbosité : en un temps si elle est petite ou moyenne, en plusieurs si elle est volumineuse. Pour les gibbosités pottiques ankylosées, la sustentation avec un corset est seule indiquée.

2° Lorsque le mal de Pott est accompagné de complications, paraplégie, collections ossifluentes, le principe de l'immobilisation garde toute sa valeur; il en est souvent de même de celui de la réduction gibbositaire. La paraplégie n'exige que tout à fait rarement de traitement complémentaire. Au contraire, les collections ossifluentes, toutes les fois qu'elles tendent à s'ouvrir à la peau ou dans les viscères, et lorsqu'elles sont fistuleuses, nécessitent un traitement chirurgical rapide et énergique, consistant dans la toilette aussi complète que possible de la collection, de ses parois, et du foyer osseux vertébral.

Terminons en disant que les conseils purement chirurgicaux que nous venons de donner ne doivent pas faire oublier que le traitement du mal de Pott est, en grande partie, médical : l'hygiène, la médication, le séjour au grand air, soit au bord de la mer, soit dans certaines stations minérales, chlorurées sodiques ou chlorurées sulfureuses, sont absolument indispensables pour que l'organisme suffise à faire les frais de la guérison locale. Le chirurgien qui l'oublierait s'exposerait, malgré la conduite orthopédique et opératoire la plus rationnelle, à d'à peu près constants insuccès.

www.ingramcontent.com/pod-product-compliance
Ingram Content Group UK Ltd.
Pitfield, Milton Keynes, MK11 3LW, UK
UKHW021019120726
13693UKWH00005B/2084